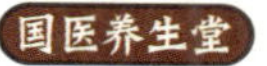

一用就灵

糖尿病

对症食疗与按摩

孙呈祥◎编著

山西出版传媒集团

山西科学技术出版社

目录contents

Part 03 糖尿病特效穴位按摩

特别提示：在使用书中介绍的方法之前，必须到医院进行诊断，并在医生指导下使用。

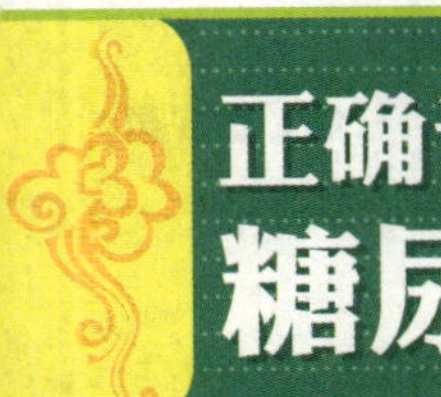

正确认识糖尿病

什么是血糖

血液中所含的糖分被称为血糖，而且所含血糖成分大部分为葡萄糖。血糖对人体具有重要的意义，因为人体内各组织细胞活动所需的能量大部分来自葡萄糖，所以保持体内一定的血糖水平才能维持体内各器官和组织活动的需要。

血糖产生的过程

当人体摄入谷物、蔬果等后，经消化系统转化成单糖进入血液，再经血液循环输送到全身各组织、细胞，作为生命活动的能量来源。如果转化的能量消耗不了，就会转化成糖原储存在肝脏和肌肉中，而细胞中的单糖如果太多，就会转化成脂肪，等机体供糖不足时，肝糖就会转成血糖，供人体消耗，如果长时间没有进食，而肝糖被消化完后，此时细胞就会分解脂肪来供应能量。

血糖的主要来源

◆一些含糖量较高的食物经胃肠道消化后转化成葡萄糖，被肠道吸收后输送到血液中转化成血糖，有助于血糖生成的食物有：米、面、玉米、薯类、砂糖（蔗糖）、水果（果糖）、乳类（乳糖）等。此为血糖的主要来源。

◆空腹时，肝糖会被分解成葡萄糖，进入血液中参加生命活动。

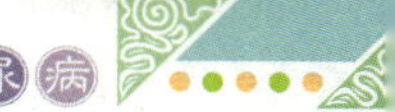

◆通过糖异生过程将蛋白质、脂肪、甘油及从肌肉中生成的乳酸转化成葡萄糖。

血糖在人体内的消耗途径

◆在组织细胞的作用下氧化分解成二氧化碳和水，并释放出大量能量供生命活动运用。

◆变成肝糖原储存进肝脏中。

◆变成肌糖原储存进肌肉细胞中。

◆以脂肪的形式储存在组织中。

◆转化为细胞的组成部分。

糖尿病发生的病因病机

导致糖尿病发生的病因

◆机体阴液亏虚及阴液中缺乏某些成分，尤其是肾脾两脏亏虚是导致消渴病的主要原因。

◆长期饮食不节，如过食肥甘厚味等食物，不仅会导致身体肥胖，而且还会导致脾胃运化失调，造成机体积热，从而导致消谷耗液、损耗阴津的状况，因而诱发消渴病。

◆长期精神受到过度刺激，导致情志不舒或思虑过度，导致气郁化火而灼伤胃肾阴液，最终导致消渴病。

◆当外感燥热邪毒时，会内侵到胰腺，并殃及周围脏腑，机体为了化燥便会伤津，也会发生消渴病。

◆长期饮酒会损伤脾胃，导致体内积热，机体为了化燥便会伤津，而且如果过度性生活会损伤肾精，导致虚火内生，灼伤阴津，从而导致消渴病发生。

导致糖尿病发生的病机

◆由于机体出现阴津亏耗，燥热偏盛，导致机体出现消渴症状，此病特点为阴虚为本，燥热为标，因此燥热愈甚则阴津愈虚，阴津愈虚则燥热愈盛，二者相互影响，互为因果。此阶段处于消渴病的早期，因此病变部位仅局限于肺、脾(胃)、肾三脏。

◆若消渴病没有及时得到控制，燥热就会伤阴耗气而致气阴两虚，同时累及脏腑，导致脏腑功能失调、津液代谢障碍、气血运行受阻，从而导致全身脉络瘀阻，相应脏腑也会因失去气血的濡养而发生诸多并发症。

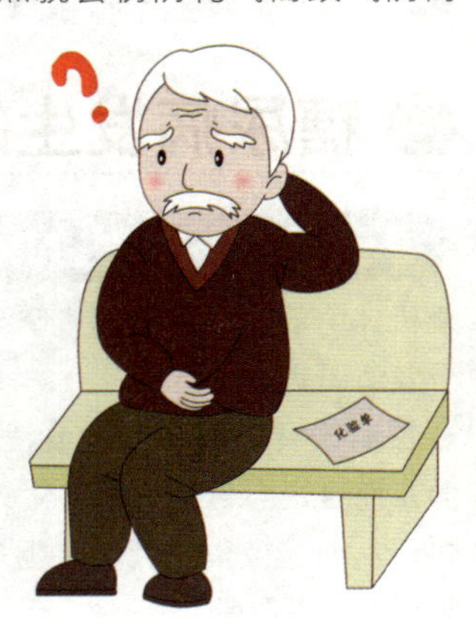

◆由于机体内的阴阳互为根本，互相依存，因此当病情发展到后期时，会阴损及阳，导致阴阳俱虚，尤其是在治疗过程中，过量服用苦寒伤阳的药品时，会加重阴阳俱虚的症状。

糖尿病的症状

当发现以下任一情况，结合是否有病因存在，并及时到医院检查。如：

◆没有原因反复出现口渴、喝水多。

◆比平时小便次数增加。

◆夜晚多次起来上厕所。

◆感到疲倦、想睡觉或没有精神。

◆看东西不清楚或看灯时有“晕轮”。

◆久治未愈的皮肤病（脚气、湿疹、神经性皮炎等）。

◆不明原因的消瘦。

◆出现性功能障碍。

糖尿病的诊断标准

掌握糖尿病的诊断标准很重要，便于监测自己的血糖，观察治疗效果，及时调整治疗方案，预防或延缓并发症的发生。

糖尿病的诊断标准，见下表：

项目	静脉血糖	
	空腹（mmol/L）	餐后2小时（mmol/L）
正常人	＜6.1	＜7.8
糖尿病	≥7.0	≥11.1(或随机血糖)
糖耐量减退（IGT）	＜7.0	7.8～11.1
空腹血糖调节受损（IFG）	6.1～7.0	＜7.8

注 “随机血糖”表示任何时候，不考虑距上一餐的时间抽取的血糖，若无典型症状，应在不同日期再测一次，均超过上表标准，方可诊断为糖尿病。

糖尿病的类型

糖尿病的临床类型主要有两大类：

◆胰岛素依赖型糖尿病（IDDM，1型）：可发生在任何年龄，但多发生于青少年。临床表现有明显“三多一少”症状，即多尿、多饮、多食及体重减轻。有的以发生酮症酸中毒昏迷为首发症状，该型胰岛素分泌绝对不足，必须终身依赖注射胰岛素治疗。

◆非胰岛素依赖型糖尿病（IDDM，2型）：可发生在任何年龄，但多见于中老年。大多数病人有肥胖史，常在体检或发生并发症时诊断出早已患糖尿病。所以，2型糖尿病发病缓慢且症状不典型。常见并发症有大血管病变、微血管病变、神经病变、眼底病变和感染性皮肤病变等。

易患糖尿病的人群

◆有糖尿病家族史的，如父母患糖尿病，其子女就携带糖尿病基因，就有发生糖尿病的可能。

◆长期饮食摄入的总能量超过消耗量，体重超重或肥胖者，尤其腹部肥胖者。

◆女性有分娩巨大胎儿史或怀孕期间患妊娠糖尿病者。

◆患过妊娠并发症的人，如多次流产、妊娠中毒、胎死宫内、死产等。

◆患高血压、高脂血症长期未良好控制者。

◆出生体重过低或过大者。

◆更年期妇女。

◆长期工作负担重或精神紧张、情绪不稳定者。

年龄超过40岁的人。

◆工作以坐为主的人。

◆不明原因导致体重减轻而食欲却正常的人。尤其是原来体胖，但近期体重减轻，并伴有乏力的人。

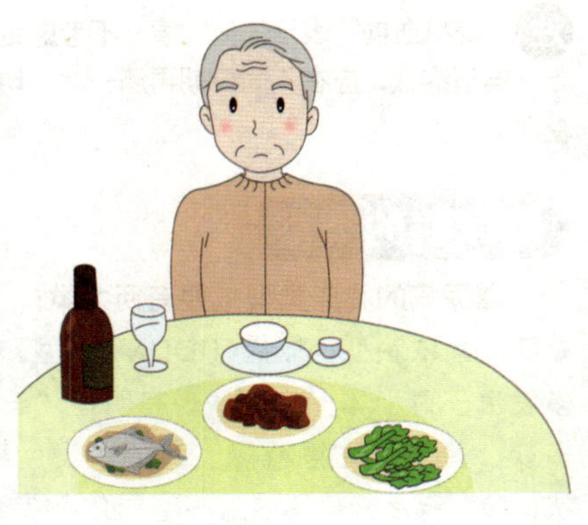

◆会阴部瘙痒、视力减退、重复皮肤感染及下肢疼痛或感觉异常而找不到原因者。

◆肢体溃疡持久不愈的人。

◆有反应性低血糖的人。

◆长期使用一些影响糖代谢药物者，如糖皮质激素、利尿药等。

糖尿病的急性并发症

有些人得了糖尿病后并没有引起足够重视，认为只是一般的慢性病，其实糖尿病对健康有着极大的危害，而且这种危害往往是在不知不觉中发生的。得了糖尿病如果不注意定期做必要的检查和坚持正确的治疗，就有可能发生急性并发症或者慢性并发症。急性并发症需要紧急治疗，严重者须进行急救。糖尿病的危害主要表现在以下几个方面：

感染

糖尿病患者感染皮肤病以疖、痈多见，在面部、颈部和易受压的部位易发。糖尿病患者还易并发结核，以肺结核最为多见。血糖控制不好的患者伤口愈合减慢，易感染，且难以控制，严重者可酿成全身性败血症。高血糖者，血糖更不易控制，两者形成恶性循环。从根本上防治上述感染的原则就是将血糖控制在理想水平。

低血糖症

◆诱发因素：糖尿病治疗期间使用降糖药物（胰岛素或口服降糖药）剂量过大，用药时间与进餐时间及量不符合，活动量过大或空腹饮酒等。

◆典型症状：出冷汗、乏力、饥饿、头晕、心悸、心跳加快、双手颤抖、手足和嘴唇麻木或刺痛、视物模糊、面色苍白、四肢厥冷、血压下降、昏睡、神志不清甚至昏迷。

糖尿病酮症酸中毒

◆诱发因素：凡能引起体内胰岛素严重不足的情况均能诱发酮症酸中毒。如：

❶自行停止胰岛素注射。

❷发生急性感染或原有慢性感染急性发作，如呼吸道感染（感冒、发热、咳嗽）、消化道感染（恶心、呕吐、腹泻）和泌尿系统感染（尿频、尿痛）。

❸暴饮暴食、酗酒。

❹出现严重的疾病，如肝炎、心肌梗死、心脑血管意外、急性胰腺炎、甲状腺功能亢进症等。

❺外伤、骨折、手术、麻醉、妊娠。

❻精神创伤、精神紧张、过度激动、过度劳累等。

◆典型症状：高血糖、尿酮体呈强阳性、脱水、呼吸深而快、呼出气体带有烂苹果味、血压降低，严重者会危及生命。

糖尿病非酮症高渗昏迷

◆诱发因素：胰岛尚有胰岛素分泌功能，可抑制脂肪的分解但葡萄糖利用不足。诱因一般为感染、暴饮（尤以高糖饮料及酒）暴食、应激（外伤、手术、心脑血管意外）、某些药物（如糖皮质激素、免疫抑制药）、严重肾脏疾病等。

◆典型症状：并发症早期症状不明显，“三多”症状逐渐加重，并表现为表情淡漠迟钝；后期症状明显，表现为严重脱水、癫痫发作、神志不清、嗜睡直至昏迷。此病病死率高，应给予高度重视。

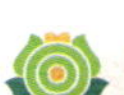

糖尿病的慢性并发症

大血管病变

◆心脏病变：包括冠心病（心肌梗死、心绞痛）和糖尿病心肌病。

◆脑血管意外：包括脑梗死（缺血性）及脑出血，可出现偏瘫。

◆下肢血管病变：糖尿病大血管病变表现为周围血管病变，易发于下肢，当同时合并有神经病变时，易引发感染，导致下肢坏疽或发生溃疡（糖尿病足），严重时需要截肢。

微血管病变

◆糖尿病肾病：一般分5期，1、2期无症状，3期为微量蛋白尿期，此期是治疗与预防其进一步发展的关键阶段，如不能逆转则进入第4期（大量蛋白尿、高血压、水肿）和第5期（终末期肾病、尿毒症）。第5期的治疗方法为透析和肾移植。

◆糖尿病眼病：包括视网膜病变和白内障，是非创伤性致盲的最主要原因之一。

神经病变

神经病变可累及外周神经和中枢神经，会影响运动、感觉及自主神经，表现出相应的症状。

糖尿病的慢性并发症对人体伤害较大，预防措施仍是控制好血糖，减缓病情发展，如果出现并发症，就应积极配合医生治疗，减少致残率。

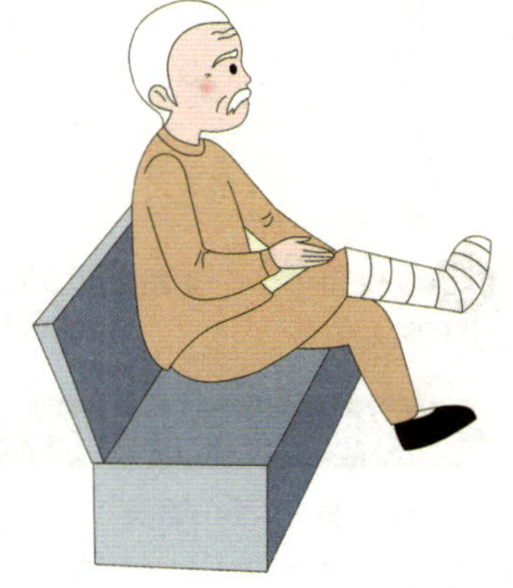

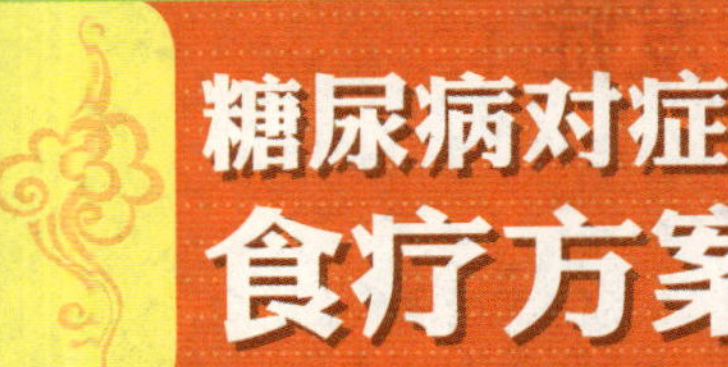

糖尿病患者的饮食原则

能量摄取可根据下表进行计算：

劳动强度	举　例	一日所需能量		
		消瘦	正常	超重或肥胖
卧床	在家休息人员	20～25	15～20	15
轻	办公室职员、教师、售货员、钟表修理工	35	30	20～25
中	学生、司机、电工、外科医生	40	35	30
重	农民、建筑工、搬运工、伐木工、舞蹈演员	45～50	40	35

注 单位为千卡，年龄超过50岁者，每增加10岁，能量应酌情减少10%左右。

应限制糖类的摄取，但不宜限制过严

糖尿病患者在饮食治疗中应注意限制糖类的摄入，但也要适当提高糖类的摄入量，以提高胰岛素的敏感性，对病情的控制非常

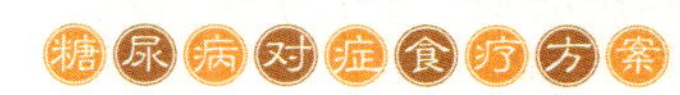

有利。糖尿病患者饮食中糖类应占总能量的50%～60%，应以多糖类食物为主，尽量避免食用单糖、双糖，以防血糖波动。谷类食物是糖类的主要来源，其他淀粉类食物如土豆、红薯、芋头、粉条、粉皮等糖类也不少，糖类的选择一般要考虑该食物的血糖生成指数(GI)。当病情控制不好时，胰腺功能较差，这时糖类的比例应适当降低，待病情得到控制后再逐渐增加主食量。在摄入糖类的同时，应保证富含膳食纤维的食物，这样有助于防止高糖类饮食引起的高三酰甘油血症，主食最好每天吃适量粗粮。

脂肪摄入要合理

脂肪的摄入量不宜过高，一般按总能量的20%～25%供给，不宜超过30%（烹调油及多种植物所含的脂肪均应计算在内）。除了控制脂肪的总摄入量外，还应注意增加不饱和脂肪酸的摄取比例。不饱和脂肪酸多存在于植物油中，如花生油、菜籽油、玉米油、大豆油、茶油和橄榄油等，也可适当多吃海鱼。糖尿病患者还应注意限制饮食中的胆固醇摄入量，一般每天在300毫克以下，以防止动脉硬化的发生。含胆固醇较多的食物有动物内脏、蛋黄、鱼子等。

蛋白质摄入可按正常人的标准

糖尿病患者的蛋白质摄入量为每千克体重1.0～1.2克，占总能量的12%～20%，其中至少应有1/3来自优质蛋白质。优质蛋白质有很多来源，比如乳类及乳制品、蛋类、鱼虾类、禽肉、畜肉（瘦肉）及大豆制品等。处于生长发育期的儿童或有特殊需要或消耗者如妊娠、哺乳、消耗性疾病、消瘦患者应增加蛋白质的摄入量，可按每千克体重1.5克供给。增加蛋白质的摄入时应监测肾功能，合并肾病者应慎重。

矿物质、维生素应满足需要

◆糖尿病患者尿量较多，使B族维生素丢失、消耗增加，应该注意补充。

◆抗氧化的维生素如维生素C、维生素E、β-胡萝卜素等，可以降低自由基对患者肾脏、眼晶状体及神经的损害。

常见维生素的主要食物来源，见下表：

常见维生素	主要食物来源
维生素B_1	未精制的谷类、瘦肉、动物内脏、豆类、种子及坚果类
维生素B_2	动物内脏、蛋类、奶类、各种肉类、蔬菜、水果
维生素B_6	动植物性食物均含有，通常肉类、全谷类产品（特别是小麦）、蔬菜和坚果类中最高，动物性来源优于植物性来源
维生素B_{12}	动物性食物如肉类、动物内脏、鱼、禽、贝壳类及蛋类
维生素C	新鲜蔬菜和水果
维生素E	植物油、麦胚、坚果、种子类、豆类及其他谷类
β-胡萝卜素	深色蔬菜和水果
维生素D	海水鱼、肝、蛋黄等动物性食物及鱼肝油制剂

◆微量元素如铬、锰、锌等有利于脂质代谢，三价铬是葡萄糖耐量因子的组成部分，良好的铬营养有助于改善糖尿病患者的糖耐量，增强胰岛素的敏感性。

◆糖尿病患者易患骨质疏松症，因此应注意补充维生素D和钙、磷。

要有充足的膳食纤维

膳食纤维是指植物性食物中所含的一类不能被肠道内消化酶分解的多糖类物质，可分为可溶性和不可溶性膳食纤维两种。

◆膳食纤维对血糖的影响：可溶性膳食纤维有豆胶、果胶、树胶和藻胶等，在豆类、水果、海带等食品中含量较多，在胃肠道遇水后与葡萄糖形成黏胶而减慢糖的吸收，使餐后血糖和胰岛素的水平降低，并具有降低胆固醇的作用。不可溶性膳食纤维有纤维素、半纤维素和木质素等，可在肠道吸附水分，形成网络状，使食物与消化液不能充分接触，故淀粉类消化吸收减慢，可降低餐后血糖、血脂，增加饱腹感并软化大便。

◆推荐摄入量：糖尿病患者每日的膳食纤维摄入量以30克左右为宜，食入过多会引起胃肠道反应。平时多吃一些富含膳食纤维的天然食物，如粗粮（玉米、小米、燕麦片、全麦粉、莜麦面、苦荞麦粉等）、豆类食品、蔬菜及藻类，必要时还应添加膳食纤维（如魔芋精粉）类食品。每天摄入500克蔬菜+200克水果+100克粗杂粮基本可满足膳食纤维需求。

糖尿病患者应平衡膳食

人体为了保持健康，需要从自然界摄取 40 多种营养素，每种食物各有其营养优势，食物没有好坏之分。如何选择食物的种类和数量来搭配就存在合理与否的问题，比如牛奶，虽然营养丰富，却属于贫铁食物，肉类虽然含铁较多却只含有少量的钙。所以，只有做到不挑食、不偏食、食物多样化，才能使人体最大限度地获得所需要的各种营养素。平衡膳食的概念就是既能够提供人体所需营养素，又不致过量，且各种营养素之间保持合适比例的膳食。只有平衡的膳食才是科学的膳食。糖尿病患者除了要限制甜食外，其他营养素的需要与正常人是一样的，所以糖尿病患者的饮食也应是平衡膳食。

糖尿病患者不必完全杜绝水果

有的糖尿病患者以为自己得了糖尿病就不能再吃水果了，其实不然，糖尿病患者也可以吃水果，但要具体情况具体对待。比如，当血糖控制理想的时候可以吃，原因是患者的胰腺功能是可以改善的，经过有效的治疗后，血糖控制较满意，这时胰腺功能得到恢复，分泌的胰岛素也相对多些，适量吃一些水果并不会引起血糖的快速升高，而且水果中大部分是果糖，果糖的吸收代谢不需要胰岛素的帮助，从水果的血糖生成指数来看多数水果对血糖的影响也较小。当治疗不满意时，胰岛功能较差，分泌的胰岛素较少，这时如果吃水果就会引起血糖升高，加重病情。所以只要掌握好吃水果的量、进食方法和时机，是不会加重糖尿病患者病情的。

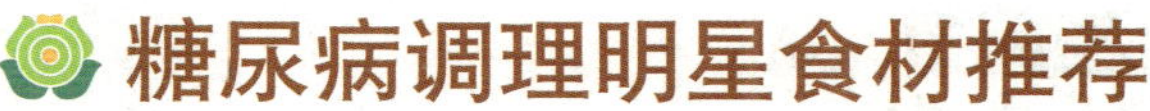

牛肉 NiuRou

牛肉味道鲜美，是高蛋白质、低脂肪的优质肉类，享有“肉中骄子”的美称，是国人的第二大肉类食品。古代有“牛肉补气，功同黄芪”之说。

降糖功效

牛肉富含铬。铬是葡萄糖耐量因子的组成成分，有提高胰岛素敏感性、改善葡萄糖耐量的作用。中医学认为，牛肉味甘、性平，归脾、胃经，有补中益气、滋养脾胃、强健筋骨、化痰息风、止渴止涎的功效。适用于中气下陷、气短体虚、筋骨酸软、贫血久病及面黄目眩之人以及糖尿病偏于脾气不足者。

贴心叮咛

❶ 在选购时，要选有光泽，红色均匀，脂肪呈洁白或淡黄色，外表微干或有风干膜，黏手，弹性好，有鲜肉味的牛肉。

❷ 高血脂患者、感染性疾病发热期间忌食。

❸ 牛肉属于红肉，含有恶臭乙醛，不宜过多摄入，以每周1次为宜。

❹ 烹调牛肉要用热水直接加热，不能用凉水。因为热水可以使牛肉表面蛋白质迅速凝固，防止肉中氨基酸外浸，保持肉质鲜嫩。

❺ 在炖肉前一天，用芥末涂抹牛肉表面，炖肉前再清洗掉，或者烧制时加酒、醋、山楂、萝卜、橘皮及茶叶等，都可以缩短烹煮时间，使肉质鲜嫩易熟。

❻ 牛肉与猪肉、白酒、韭菜、生姜同食，易导致牙龈炎症。

❼ 牛肉不宜与栗子、牛膝、仙茅同食，会削弱营养价值，不易消化。

专家推荐对症食疗方

▶萝卜炖牛肉

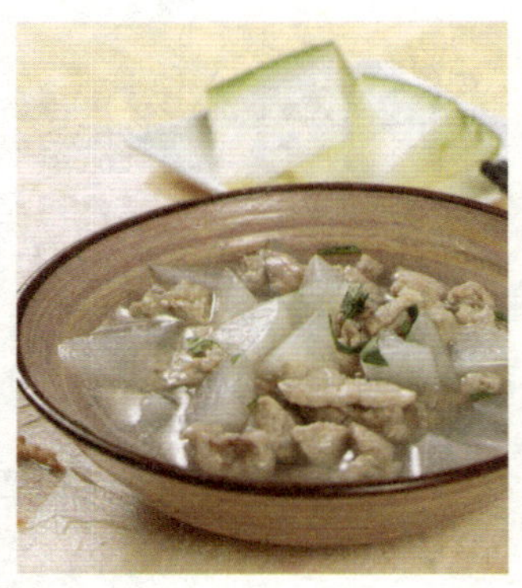

材料 牛肉100克，白萝卜200克，油菜叶适量。

调料 高汤、盐各适量。

做法

1. 牛肉洗净，切成块；白萝卜洗净，切块，入沸水中焯烫备用。
2. 锅内加牛肉块、高汤、盐，待牛肉炖至八成熟，放入白萝卜块煮至熟，撒上少许油菜叶即可。

营养解析 本品质地软烂，醇香清鲜，营养丰富，非常适合糖尿病患者食用。

▶蚝油牛肉

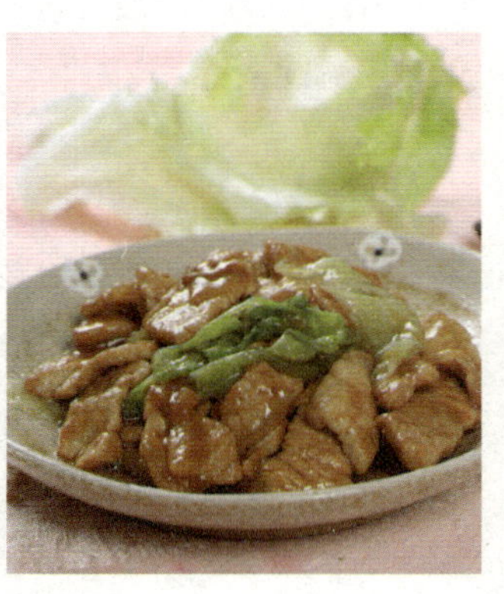

材料 牛肉、生菜各100克，葱末适量。

调料 植物油、蚝油、盐各适量。

做法

1. 牛肉洗净，切片备用。
2. 生菜洗净，切大片备用。
3. 锅内倒植物油烧热，放入葱末炒出香味，放入牛肉片炒片刻，加蚝油、盐、生菜片大火快炒，即可出锅。

营养解析 本品蚝味鲜浓，肉质软滑，有补中益气、滋养脾胃的功效。适用于中气下陷、气短体虚、筋骨酸软、贫血久病及面黄目眩之人，同时适用于糖尿病偏于脾气不足者。注意：蚝油使用时不宜高温蒸煮，以免所含的麸酸钠分解为焦谷氨酸钠而失去鲜味。

乌鸡 WuJi

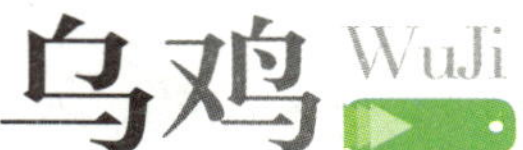

乌鸡的全身几乎都是黑色的，其营养价值远远高于其他普通鸡，尤其是铁含量比普通鸡高出 45%，口感细腻，被人们称为“名贵食疗珍禽”。乌鸡富含极高滋补药用价值的黑色素，故自古享有“药鸡”之称。

降糖功效

乌鸡含有 10 种氨基酸，其蛋白质、维生素 B_2、烟酸、维生素 E、磷、铁、钾、钠的含量更高，而胆固醇和脂肪的含量则很少。《本草纲目》认为乌鸡有补虚劳羸弱、治消渴、益产妇、治妇人崩中带下及一些虚损诸病的功用。适合各种体质，尤其是糖尿病体虚血亏、肝肾不足、脾胃不健者效果更佳，每次以 150 克为宜。

贴心叮咛

❶ 应选购黑色深重、体型较大的乌鸡，其保健成分含量高于浅色乌鸡。另外，乌鸡的品种较多，以肉与骨俱黑者为良。

❷ 性味平和，诸无所忌，适量食之即可。

❸ 乌鸡滋补效果极佳，其对体虚血亏、脾胃不健、肝肾不足的人效果更佳。

❹ 炖煮乌鸡时注意使用砂锅小火慢炖，而不要用高压锅，乌鸡连砸碎的骨头一起熬汤滋补效果最佳。

❺ 乌鸡中的黑色素含铁、铜元素，铜元素对病后及产后贫血者具有补血，促进康复的作用。

专家推荐对症食疗方

黄精煲乌鸡

材料：黄精9克，乌鸡1只，姜片、葱段各适量。

调料：料酒、盐各适量。

做法：

1. 将黄精洗净，切片；乌鸡宰杀，去毛及内脏，洗净备用。
2. 将黄精片放入鸡腹内，将盐和料酒抹在鸡身上。再将乌鸡放入炖锅内，加入清水，加葱段、姜片，置大火上烧沸，再用小火炖 50 分钟即可。

营养解析 乌鸡中的黑色素含铁、铜元素，铜元素较高，对病后、产后贫血者具有补血，促进康复的作用。

雪蛤乌鸡汤

材料：雪蛤6克，净乌鸡350克，胡萝卜50克，姜片、葱段、香菜各适量。

调料：鲜汤、盐、料酒、味精、胡椒粉各适量。

做法：

1. 将雪蛤去筋皮，洗净，用温水泡发 2 小时；乌鸡洗净，剁成块，入沸水锅内焯去血水，用清水洗净；胡萝卜洗净，切丁。
2. 将胡萝卜丁、乌鸡、姜片、葱段、料酒放入锅内，加入鲜汤炖 1 小时，再加入雪蛤炖 15 分钟，调入盐、味精、胡椒粉即可。

营养解析 本品具有滋阴润肺、清热利尿之功效。适用于糖尿病患者，尤其是糖尿病体虚血亏、肝肾不足、脾胃不健者效果更佳。

三文鱼 SanWenYu

三文鱼是世界著名的鱼类之一，鳞小刺少，肉色橙红，肉质细嫩鲜美，既可直接生食，又能烹制菜肴，是西餐较常用的鱼类原料之一，同时由它制成的鱼肝油更是营养佳品，是深受人们喜爱的鱼类。

降糖功效

三文鱼中含有丰富的不饱和脂肪酸，能有效降低血脂和胆固醇，防治心血管疾病，更是脑部、视网膜及神经系统所必不可少的营养物质，可有效地预防诸如糖尿病等慢性疾病的发生、发展，具有很高的营养价值，享有“水中珍品”的美誉。中医学认为，三文鱼肉有补虚劳、健脾胃、暖胃和中的功能，可治消瘦、水肿、消化不良等症。

贴心叮咛

❶ 应选购新鲜的三文鱼，可挑选肉质颜色呈橙红色、上面有明显白色条纹，鱼肉紧实，压下去马上能恢复原状的三文鱼。

❷ 性味平和，诸无所忌，适量食之即可。

❸ 烹制三文鱼时要做成八成熟，不宜烧得过烂，这样不仅能祛除鱼腥味，还能使三文鱼鲜嫩。

❹ 患心血管、水肿、消化不良等疾病的患者可适量多吃。

专家推荐对症食疗方

柠檬三文鱼沙拉

材料 三文鱼100克，扇贝、墨鱼仔、鳕鱼、虾仁各30克，彩椒、洋葱各少许，柠檬1/2个。

调料 白醋、橄榄油、盐、胡椒粉各适量。

做法

1. 将各种海鲜处理干净，切丁，放入加了少许白醋、盐的沸水中焯一下；柠檬去皮，榨汁备用。
2. 彩椒、洋葱均洗净，切丁，与焯好的海鲜丁混合，加入橄榄油、柠檬汁、胡椒粉调味，拌匀即可。

营养解析 三文鱼富含不饱和脂肪酸，其他食材含有很多的维生素和矿物质，搭配起来有很好的降糖作用，还能补充糖尿病患者所需的各种营养素。

脆炒三文鱼

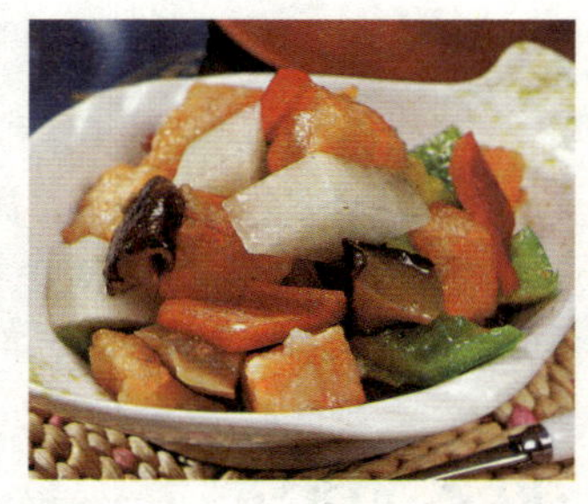

材料 三文鱼丁500克，山药丁、青椒丁、红椒丁、香菇丁各50克，鸡蛋（取蛋清）1个，葱丝、姜丝各适量。

调料 植物油、水淀粉、料酒、盐各适量。

做法

1. 三文鱼丁加蛋清、水淀粉上浆，入油锅炒至变色，捞出。
2. 锅内植物油烧热，炒香葱丝、姜丝，放入山药丁和香菇丁，加入三文鱼丁、青椒丁、红椒丁炒匀，加料酒、盐调味即可。

营养解析 本道菜中的食材都是低热量高营养素的食材，非常适合糖尿病患者食用。

鳕鱼 XueYu

鳕鱼不仅肉质厚实，肉味甘美，而且鱼的细刺极少。鳕鱼肉中所含的脂肪量极低，比三文鱼低 17 倍，比带鱼低 7 倍，并且其所含的蛋白质量比三文鱼、鲳鱼、鲥鱼、带鱼都高，同时在鳕鱼的肝脏中含油量也很高，且其所含营养成分的比例也非常符合人体每日所需要量的最佳比例，北欧人将其称为餐桌上的“营养师”。

降糖功效

鳕鱼含丰富的蛋白质、维生素 A、维生素 D、钙、镁、硒等营养元素，营养丰富、肉味甘美；含有丰富的镁元素，对心血管系统有很好的保护作用，有利于预防高血压、心肌梗死等心血管疾病。鳕鱼胰腺含有大量的胰岛素，可以从 1 千克胰腺中提取 12 000U 胰岛素，有较好的降血糖作用，是饮食治疗糖尿病的佳品。

贴心叮咛

❶ 鳕鱼一般都是超市卖的冰鲜的，看鱼体颜色不发黄即可。

❷ 性味平和，诸无所忌，适量食之即可。

❸ 由于鳕鱼的肉质松软，所以不适合做生鱼片食用。

专家推荐对症食疗方

海带炖鳕鱼

材料 鳕鱼肉块500克，水发海带250克，葱段、姜丝、蒜末各适量。

调料 植物油、酱油、醋、白糖、料酒、盐、味精、胡椒粉、高汤、水淀粉各适量。

做法

1. 鳕鱼肉块洗净，用盐、料酒腌渍入味；水发海带洗净，切成条。
2. 热锅温油，下葱段、姜丝、蒜末炒香，下高汤、酱油、盐、醋、白糖、胡椒粉、鳕鱼肉块和海带条，大火煮沸改小火烧15分钟，加入味精调味，用水淀粉勾芡收汁装盘即可。

营养解析 本品尤其适合糖尿病伴有高血压的患者食用。

鳕鱼炖豆腐

材料 鳕鱼块500克，豆腐200克，油菜、葱段、姜片、蒜片各适量。

调料 植物油、花椒、盐、味精、酱油、白醋各适量。

做法

1. 豆腐洗净，切小块；油菜洗净。
2. 热锅热油，放葱段、姜片爆香，再放入鳕鱼块，翻炒至变色后，加清水大火煮沸，再下油菜和切好的豆腐块，煮沸后改小火炖煮。
3. 下入蒜片、花椒，加入酱油、白醋、盐，炖15分钟后加味精调味即可。

营养解析 本品对糖尿病合并骨质疏松症的患者有很好的治疗作用，并且本品热量很低，可以适量常吃。

黄鳝 HuangShan

鳝鱼因肤色发黄，故有“黄鳝”之称。味鲜肉美，刺少肉厚，食之增力。小暑前后一个月的鳝鱼，有“小暑黄鳝赛人参”之说。

降糖功效

黄鳝富含DHA和卵磷脂，是脑细胞不可缺少的营养。所含的特殊物质“鳝鱼素”能降低和调节血糖，对糖尿病有较好的治疗作用，加之所含的脂肪极少，因而是糖尿病患者的理想食品。中医学认为，黄鳝肉味甘、性温，有补气益血，治虚损之功效。特别适宜身体虚弱、糖尿病、高血脂、冠心病、动脉硬化者食用。

贴心叮咛

❶ 挑选黄鳝时，应挑选血液呈鲜红色，肚内的血块凝结成条状，表皮黑中透亮，肉质细腻有弹性的新鲜黄鳝。

❷ 不宜与狗肉、狗血、南瓜、菠菜、红枣同食。

❸ 黄鳝动风，有皮肤病、支气管哮喘、癌症等患者应谨慎食用。

专家推荐对症食疗方

▶芹菜爆鳝丝

材料 鳝鱼160克，芹菜、青椒各100克，蒜末、红椒丝各适量。

调料 植物油、盐、味精各适量。

做法

1. 将鳝鱼活杀，去骨，去内脏，切丝；芹菜、青椒分别洗净，切丝。
2. 锅内倒油烧热，放入鳝丝炒散后取出；余油烧热，下入青椒翻炒，把鳝丝、芹菜丝、红椒丝放入锅内炒匀，加盐、味精、蒜末调味即可。

营养解析 鳝鱼、芹菜、青红椒都是可以降血糖的食物，这几样食材同炒营养可以加倍。也可以将这些食材焯熟，然后拌食，这样还能减少热量。

杞子黄芪蒸鳝片

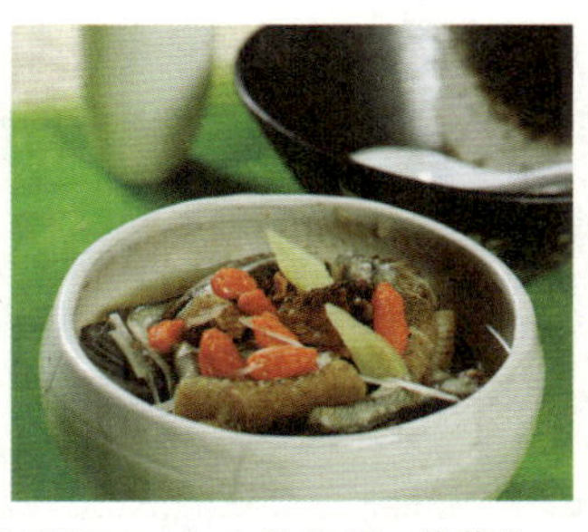

材料 枸杞子15克，黄芪20克，黄鳝80克，姜片、葱丝各适量。

调料 盐、味精、胡椒粉各适量。

做法

1. 将黄鳝去骨、内脏，切片；黄芪浸泡透，切片。
2. 黄鳝片放入沸水锅中焯烫后捞出，放入蒸杯中，加入枸杞子、黄芪片、葱丝、姜片、盐、味精、胡椒粉，拌匀，置蒸笼中大火蒸40分钟出笼即可。

营养解析 “蒸”是非常适合糖尿病患者的一种烹饪方式，本品蒸制既能保留鳝鱼的鲜味，又能降低菜品热量，还能降低血糖。

牡蛎 MuLi

牡蛎肉肥爽滑，味道鲜美，营养丰富，其含碘量远远高出牛奶和蛋黄，含锌量为各种食物之冠，而且牡蛎中还含有多种活性物质及多种氨基酸。且有“海底牛奶”之称。

降糖功效

牡蛎富含蛋白质与锌。锌可以增强身体的免疫能力，还可以促进蛋白质的合成，促进肌肉的生长，因此有增强体力、恢复精神的作用。中医学认为，牡蛎味甘、咸，性平偏凉，具有滋阴养血、清热解毒、软坚散结、收敛固涩的功效。用于自汗盗汗、遗精崩带、惊悸失眠、眩晕耳鸣、胃痛吞酸、瘰疬、痰核。糖尿病体虚而多热者宜用。

贴心叮咛

❶ 优质的牡蛎应是体大肥实、颜色淡黄、个体均匀而且干燥。而颜色褐红、个体不均匀、有潮湿感的质量较差。

❷ 虚而有寒、急慢性皮肤病、慢性腹泻者不宜多吃。

❸ 烹制之前要将牡蛎反复的冲洗干净，因为牡蛎表面沙粒及杂质较多。

❹ 也可将牡蛎制作成蚝油，作为调料来食用，具体做法为：将牡蛎洗净去壳，加入白酒置于火上用小火煮约1小时，然后用纱布袋拧出汤汁，再将汤汁继续放在火上煮至浑浊，趁热装入瓶中密封。

专家推荐对症食疗方

蒜辣牡蛎

材料 牡蛎300克，嫩豆腐1块，蒜薹3根。

调料 豆豉、豆瓣酱、植物油、香油、盐、酱油、料酒、味精、白糖、高汤各适量。

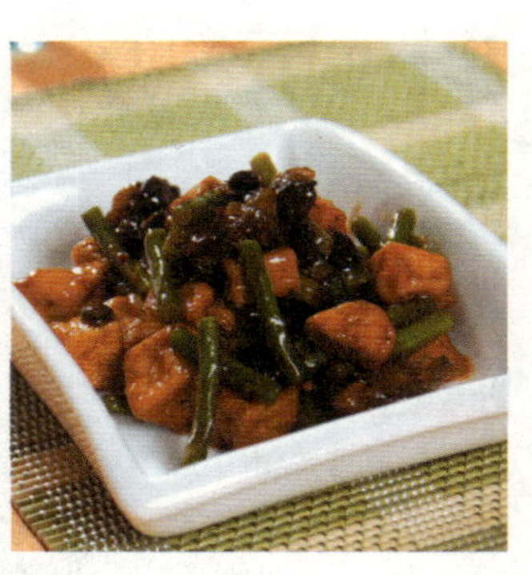

做法

1. 牡蛎洗净，放盐水浸泡后沥干；蒜薹洗净，切成段；豆腐洗净，切成小块，入沸水锅中焯烫一下，捞出过凉备用。
2. 热锅热油，下入牡蛎翻炒片刻，倒入豆腐丁、豆豉、豆瓣酱、盐、酱油、料酒、白糖、高汤炒至入味，加盖焖5分钟，最后下蒜薹段炒匀，加味精调味，淋上香油即可。

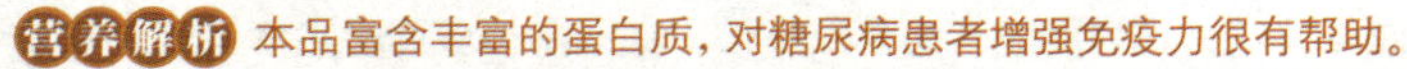

营养解析 本品富含丰富的蛋白质，对糖尿病患者增强免疫力很有帮助。

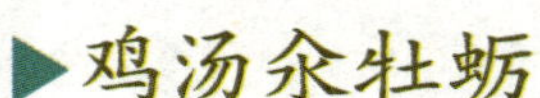

鸡汤氽牡蛎

材料 牡蛎肉300克，鸡脯肉100克，葱末、红枣各适量。

调料 料酒、生抽、味精、盐各适量。

做法

1. 鸡脯肉洗净，切块，加调料，加清水大火蒸 1 小时取出，去肉取汤。
2. 牡蛎肉剁蓉，加水、盐抓匀，捏小圆球，与鸡汤、红枣下锅煮 5 分钟，捞出盛碗，鸡汤过滤。
3. 鸡汤煮沸，加生抽、味精、葱末调匀，浇在碗中牡蛎肉上即可。

营养解析 本品适合患有糖尿病并且身体羸弱、面色灰暗的患者食用，能助其强壮体魄，提高抗病能力。

冬瓜 DongGua

冬瓜结果于夏季，但在瓜熟之际，其表面有一层白色粉状的东西，类似冬天的白霜，故名之“冬瓜”“白瓜”。冬瓜喜温耐热，产量很高，是夏秋季节的重要蔬菜品种之一。

降糖功效

冬瓜含维生素 C 较多，无脂肪，且钾盐含量高，钠盐含量较低，有利尿排湿的功效，可达到消肿而不伤正气的效果，是糖尿病、肾病、高血压、水肿患者的佳品。中医学认为，冬瓜味甘、淡，性微寒，有清热解毒、利水消痰、除烦止渴、祛湿解暑的功效。用于心胸烦热、小便不利、糖尿病、肝硬化腹水、高血压肾病、癌症、动脉硬化、冠心病、肥胖等症。

贴心叮咛

❶ 选购冬瓜时用手指甲掐一下，皮较硬，肉质致密，种子已成熟变黄褐色的冬瓜口感好；种子白色幼嫩，肉质松散，则口感差。

❷ 脾胃虚寒、肾虚者不宜多食。

❸ 冬瓜不宜与鲫鱼搭配，因为鲫鱼性温味甘，和胃补虚，消肿利水；冬瓜也有利尿之功，两者合用会使排尿过多，导致体内水分损失严重。

专家推荐对症食疗方

火腿冬瓜

材料 火腿20克，冬瓜200克，葱花、姜末各适量。

调料 植物油、盐、味精、高汤各适量。

做法

1. 将火腿蒸熟，切片备用。
2. 冬瓜洗净，去皮，切片备用。
3. 锅置火上，放油烧热后，爆香葱花、姜末，加入高汤，再入火腿片、冬瓜片、盐、味精，一同烧熟即可。

营养解析 本菜品能帮助糖尿病患者消肿利湿，且脂肪含量很低，肥胖的糖尿病患者尤其可以多食。

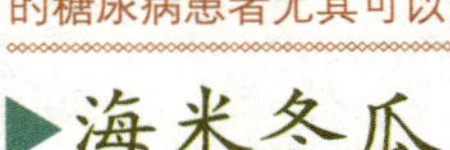

海米冬瓜

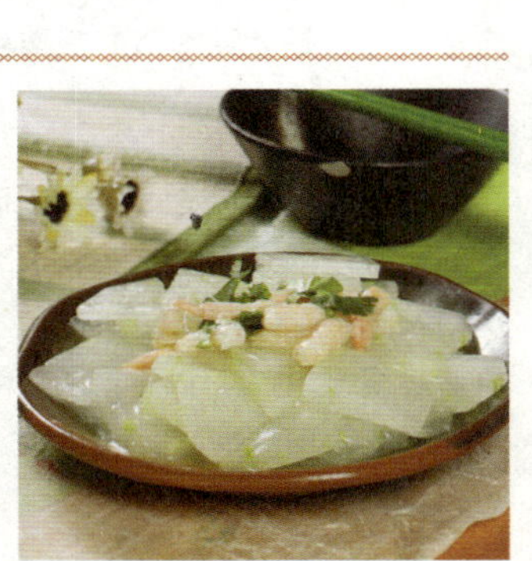

材料 冬瓜500克，海米15克，葱花、姜末、香菜叶各适量。

调料 植物油、料酒、盐、味精、水淀粉各适量。

做法

1. 将冬瓜削去外皮，去瓤，洗净，切成片，用少许盐腌 10 分钟左右，沥干水分；香菜叶洗净备用；海米洗净，泡发备用。
2. 炒锅置火上，放油烧至六成热时放入冬瓜片，待冬瓜片变嫩绿时捞出沥油。

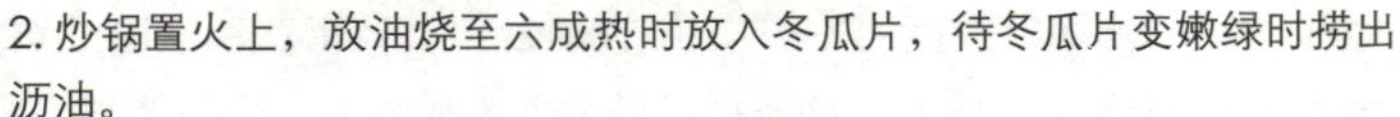

3. 将葱花、姜末入油锅爆香，烹料酒，放冬瓜片、海米翻炒，加盐、味精调味，用水淀粉勾芡，撒上香菜叶即可。

营养解析 此菜不仅能利尿排湿，还能补充钙质，且清淡可口，适合糖尿病患者食用。

苦瓜 KuGua

苦瓜是夏季常吃的清暑去热蔬菜，以瓜肉味苦而得名，但与其他食物一起烹炒不会把苦味传给其他食物，故有“君子菜”的美称。

降糖功效

苦瓜的新鲜汁液，含有苦瓜苷和类似胰岛素的物质，具有良好的降血糖作用，是糖尿病患者的理想食品。适宜糖尿病、癌症、痱子患者。中医学认为，苦瓜味苦、性寒，归脾、胃、心、肝经，有清热祛暑、明目解毒、利尿凉血、解劳清心、益气壮阳的功效。

贴心叮咛

❶ 苦瓜身上一粒一粒的果瘤，是判断苦瓜好坏的特征。颗粒越大越饱满，表示瓜肉越厚；颗粒越小，瓜肉相对较薄。

❷ 脾胃虚寒者不宜生食，食之令人吐泻、腹痛。孕妇不宜。

❸ 用苦瓜煮水擦洗全身，有清热解暑、止痒的功效。

❹ 将苦瓜与辣椒同炒，就可以去除或减轻其特有的苦味。

专家推荐对症食疗方

凉拌苦瓜

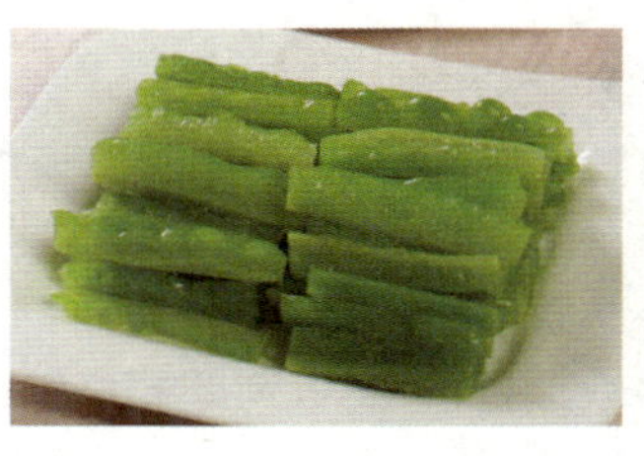

材料 苦瓜100克。

调料 香油、盐、味精各适量。

做法

1. 将苦瓜洗净，切开去子，切成3厘米长的条备用。
2. 将炒锅内放水烧沸，放入苦瓜条，烫熟后，捞出过凉。将苦瓜条、香油、盐、味精拌匀即可。

营养解析 苦瓜中的苦瓜素被誉为“脂肪杀手”，能有效控制脂肪堆积，肥胖导致的糖尿病患者应当多吃。

▶苦瓜炖豆腐

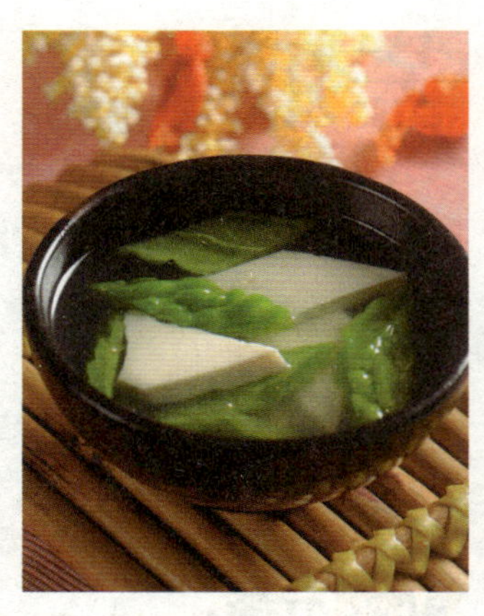

材料 苦瓜250克，豆腐200克。

调料 植物油、盐、高汤各适量。

做法

1. 苦瓜洗净，切片；豆腐洗净，切片。
2. 锅内倒油烧热，将瓜片倒入锅内煸炒，加入盐、高汤，放入豆腐片一起炖熟即可。

营养解析 豆腐益气和中、生津润燥、清热解毒；苦瓜含有类似胰岛素的物质，有显著降糖作用。

南瓜 NanGua

南瓜，又称倭瓜、饭瓜，很早就传入我国，被人们广泛栽种、食用，因此有“中国南瓜”之说。南瓜味甘适口，既能当菜又能代替主食。

降糖功效

南瓜含有丰富的钴，在各类蔬菜中含钴量居首位。钴能活跃人体的新陈代谢，促进造血功能，并参与人体内维生素 B_{12} 的合成，是人体胰岛细胞所必需的微量元素，对防治糖尿病、降低血糖有特殊的疗效。中医学认为，南瓜味甘、性温，入脾、胃经，有补中益气、解毒杀虫、降糖止渴的功效。主治久病气虚、脾胃虚弱、气短倦怠、便溏、糖尿病、蛔虫症等。

贴心叮咛

❶ 选购南瓜用指甲掐果皮，不留指痕，表示老熟；此外若表面略

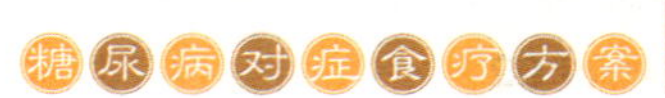

有白霜，则说明这样的南瓜又面又甜。

❷ 南瓜性温，素体胃热炽盛者少食；南瓜性偏壅滞，气滞中满者慎食。

❸ 南瓜为发物之一，在服用中药期间最好不要食用，以免影响药效。

❹ 南瓜中含有较多的糖分，不宜多食，以免腹胀。

❺ 过多吃南瓜，容易使β-胡萝卜素摄取过量而导致其沉积在皮肤表皮的角质层当中，使皮肤发生黄染。

专家推荐对症食疗方

泡海椒炒南瓜丝

材料 南瓜500克，泡海椒、葱白各适量。

调料 植物油、盐、酱油、豆瓣、水淀粉各适量。

做法

1. 南瓜洗净，切成5厘米长的丝，放入盐拌匀；泡海椒、葱白分别洗净，切成丝；豆瓣剁细备用。
2. 炒锅内放适量油，烧至七成热，放豆瓣炒香，再放南瓜丝、泡海椒丝、葱白丝炒匀，放盐、酱油调味，用水淀粉勾芡即可。

营养解析 南瓜是糖尿病患者的佳品，本品素炒，可以降低胆固醇的摄入。

素烧南瓜

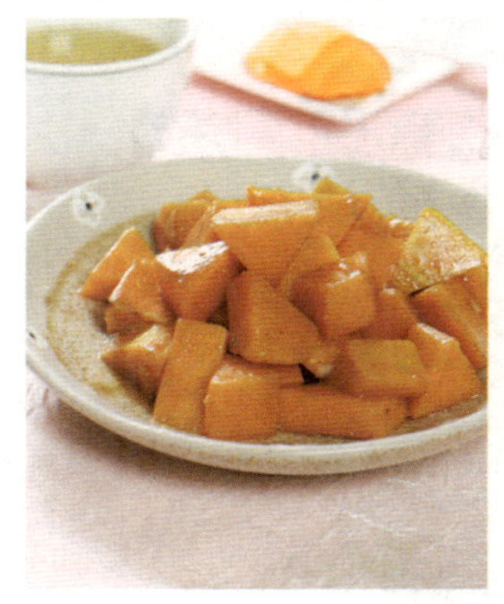

材料 南瓜250克，姜末、葱末各适量。

调料 植物油、酱油、盐、味精各适量。

做法

1. 将南瓜洗净，切块备用。
2. 锅内加入油烧热，放入姜末、葱末、酱油、南瓜块、盐、味精，烧熟即可。

黄瓜 HuangGua

李时珍说："张骞使西域得种，故名胡瓜。"黄瓜是汉时张骞出使西域时带回来的，是一种人们喜爱的美容瘦身蔬菜，被人们称为"厨房里的美容剂"。

降糖功效

黄瓜中所含的葡萄糖苷、果糖等不参与通常的糖代谢，所以糖尿病患者以黄瓜代替淀粉类食物充饥，血糖非但不会升高，甚至还会降低。中医学认为，黄瓜味甘、性凉，入肺、胃、大肠经，可清热利水、解毒消肿、生津止渴。主治身热烦渴、咽喉肿痛、风热眼疾、湿热黄疸、小便不利等症。

贴心叮咛

❶ 应挑选顶花（花冠残存于脐部，说明是嫩的），硬的（刚收下来的瓜总是硬的，失水后才会变软），带刺，挂着白霜的黄瓜。

❷ 黄瓜性凉，胃寒患者食之易致腹痛、泄泻。

❸ 经常食用黄瓜或贴在皮肤上，可有效改善皮肤老化，减少皱纹的产生。

专家推荐对症食疗方

酸辣瓜条

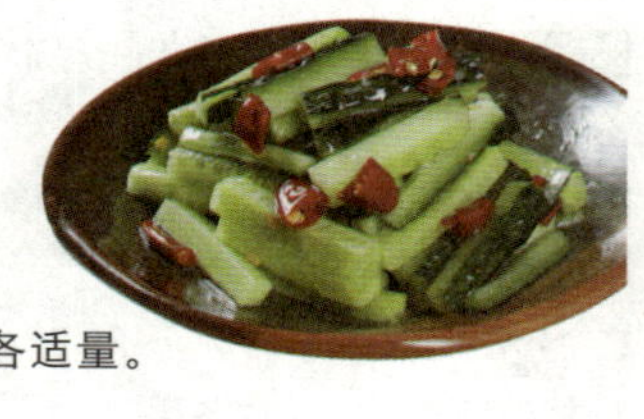

材料 黄瓜90克。

调料 香油、盐、白糖、白醋、辣椒各适量。

做法

1. 黄瓜洗净，切宽条加少许盐腌渍1小时，挤出水分备用。
2. 辣椒切条，同黄瓜条一起加香油、白醋、白糖、盐拌匀即可。

营养解析 本品可治疗糖尿病引起的身热烦渴、小便不利等症。

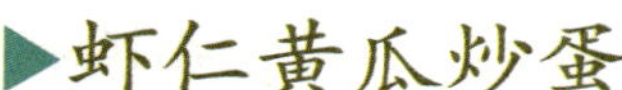

虾仁黄瓜炒蛋

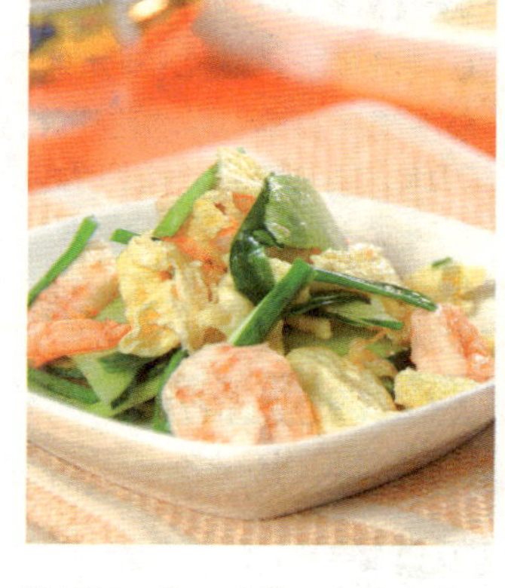

材料 鲜虾仁200克，黄瓜段150克，鸡蛋3个，葱段、姜丝、韭菜段各适量。

调料 盐、料酒、白糖、水淀粉、植物油、高汤各适量。

做法

1. 虾仁去沙线洗净，用盐、料酒腌渍；鸡蛋打散。
2. 热锅温油，将鸡蛋炒至凝结成块盛出；锅内再加油烧热，下葱段、姜丝炒香，下虾仁、黄瓜段、韭菜段炒匀，放料酒、盐、白糖、高汤煮沸，加入鸡蛋块炒匀，出锅前用水淀粉勾薄芡。

营养解析 黄瓜中含有的细纤维素，可以降低血液中胆固醇、三酰甘油的含量。

魔芋 MoYu

魔芋，又称作鬶身、鬶头、麻芋、鬼芋。魔芋中富含维生素、植物纤维及一定量的黏液蛋白，而且是目前为止发现的唯一能大量提供葡甘露聚糖的经济作物，因而具有奇特的保健作用和医疗效果，深受人们的欢迎。

降糖功效

中医学认为，魔芋味辛、性寒，有毒，可消肿散结，解毒止痛。魔芋能延缓葡萄糖的吸收，有效降低餐后血糖，从而减轻胰腺的负担，使糖尿病患者的糖代谢处于良性循环，把血糖值保持在一定范围内。魔芋所含的黏液蛋白能减少体内胆固醇的积累，可预防动脉硬化和防治心脑血管疾病。

贴心叮咛

❶ 应选择新鲜、质地细嫩的魔芋食用。

❷ 生魔芋有毒，以块茎为最，中毒后舌、喉灼热、痒痛、肿大，因此必须煎煮3小时以上才可食用，每次不宜多食。推荐量为每人每餐 80克左右。中毒后可用醋加姜汁少许，内服或含漱即可得以解毒。

专家推荐对症食疗方

魔芋火烧

材料 魔芋粉100克，发酵粉500克，嫩花椒叶50克。

调料 盐、植物油各适量。

做法

1. 花椒叶洗净，沥干水剁成末，放进汤碗中，加入盐、植物油拌匀稍腌备用。
2. 取发酵粉放面案上，用魔芋粉做面扑揉匀，下 10 个面剂各揉成面团，逐个按成扁圆皮，包上腌好的花椒叶，捏住口按成包馅的圆饼。
3. 将馅饼烙烤，待六成熟时，翻过另一面再烤至熟即可。

凉拌魔芋丝

材料 魔芋150克，黄瓜100克，金针菇50克，红椒1个。

调料 盐、酱油、香油、白醋各适量。

做法

1. 黄瓜、魔芋、红椒分别洗净切成丝；金针菇去根洗净。
2. 魔芋丝和金针菇入沸水锅中焯烫至熟，捞出过凉。
3. 将魔芋丝放在碗中加白醋抓拌一下，捞出后用凉水冲净，沥干备用。
4. 魔芋丝、金针菇、红椒丝和黄瓜丝全部放入碗中，加盐、酱油和香油搅拌均匀即可。

营养解析 本品能使糖尿病患者糖代谢处于平衡状态，排出体内垃圾，加快新陈代谢。

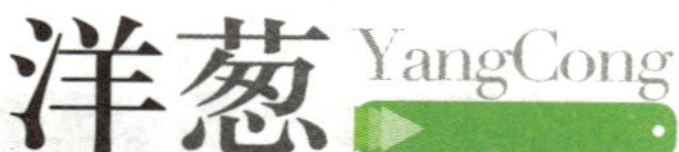

洋葱 YangCong

洋葱是一种很普遍的家庭食用蔬菜，由于本身的杀菌抑菌能力强而极少患病虫害，是一种比较洁净无污染的绿色食物，在欧美国家，洋葱被誉为“蔬菜皇后”。

降糖功效

中医学认为，洋葱味辛、性温，入心、脾、胃经，能发散风寒，温中通阳，消食化肉，提神健体，散瘀解毒。洋葱是目前所知唯一含有前列腺素 A 的蔬菜，是一种较强的血管扩张剂，具有扩张血管、降低血黏度、增加冠脉血流量、降低和预防血栓形成等作用。洋葱中含有与降血糖药甲苯磺丁脲相似的有机物，并能在人体内生成具有强力利尿作用的皮苦素，是糖尿病患者的食疗佳蔬。糖尿病患者每餐食用洋葱 25 ~ 50 克能起到较好的降低血糖和利尿作用。

贴心叮咛

❶ 洋葱头肥大、外皮光泽、无腐烂、不松软、不抽薹、鳞片紧密、含水量少、辛辣和甜味浓的为最佳。

❷ 洋葱辛温，热病患者慎食。

❸ 根据洋葱皮色可分为白皮、黄皮和红皮三种，其中白皮种鳞茎小，外表白色或略带绿色，肉质柔嫩，汁多辣味淡，品质佳，更适于生食。

❹ 由于洋葱易产生挥发性气体，过多食用会产生胀气和排气过多，因此，不宜过量食用。

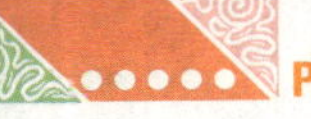

专家推荐对症食疗方

豆芽拌洋葱

材料 洋葱500克，绿豆芽200克。

调料 盐、辣椒面、花椒粉各适量。

做法

1. 绿豆芽用水洗净，捞出沥净水分；洋葱洗净，切块备用。
2. 将洋葱块与绿豆芽一起用沸水焯一下，然后用凉水泡凉，沥净水分，最后加入辣椒面、花椒粉、盐拌匀即可。

营养解析 洋葱有明显的降血糖作用，但烹调时间不宜太长，否则降糖成分就会损失，因此对糖尿病患者而言，拌食或生食更佳。

洋葱黄瓜饮

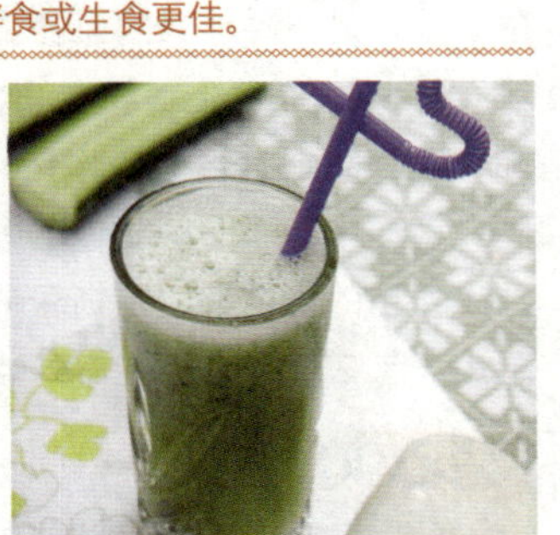

材料 洋葱1个，嫩黄瓜1根，芹菜50克。

调料 凉开水200毫升，甘蔗汁20毫升。

做法

1. 洋葱剥去老皮，洗净，切成块；黄瓜、芹菜分别洗净，切成块。
2. 将切好的洋葱、黄瓜、芹菜一起放入榨汁机中，加凉开水榨汁，倒入杯中。
3. 调入甘蔗汁搅拌均匀即可。

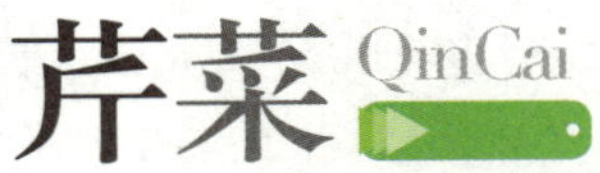

芹菜一年四季可食，是具有较多药用价值的蔬菜。由于芹菜有促进性兴奋作用，西方称之为“夫妻菜”。从种植上分为水芹和旱芹两种。

降糖功效

芹菜是高纤维食物，它经肠内消化作用产生一种木质素或肠内酯的物质，这类物质是一种抗氧化剂，高浓度时可抑制肠内细菌产生的致癌物质。芹菜含酸性的降压成分，可使血管扩张，有降压作用。它还含有利尿有效成分，可消除体内水钠潴留，利尿消肿，治疗糖尿病。

贴心叮咛

❶ 选购芹菜时，应挑选梗短而粗壮，菜叶翠绿而稀少者为最佳。

❷ 脾胃虚寒、肠滑不固、血压偏低者和婚育期男士应少吃芹菜。

❸ 芹菜叶的胡萝卜素、维生素C、钙、铁远远超过芹菜梗的含量，所以鲜嫩的芹菜叶洗净水焯后加入调料食用，香美可口，营养丰富。

❹ 芹菜不宜与黄瓜同食，因为黄瓜中含有维生素C分解酶，芹菜中含有丰富的维生素，两者同食营养价值会降低；芹菜也不宜与大豆同食，因为大豆含有丰富的铁质，芹菜中富含的膳食纤维会影响人体对铁的吸收。

专家推荐对症食疗方

金钩芹菜

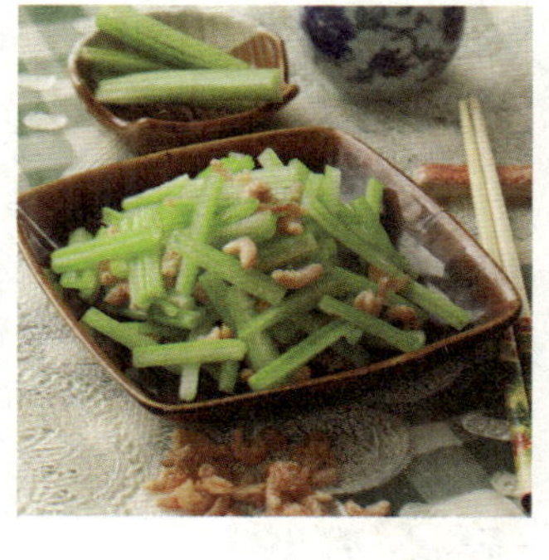

材料 芹菜100克，干海米5克。

调料 香油、盐各适量。

做法

1. 干海米洗净，用温水泡软。
2. 芹菜洗净，切寸段，入沸水中焯烫，捞出备用。
3. 以上两种材料放入盘中，加盐、香油拌匀即可。

营养解析 芹菜含酸性的降压成分，可使血管扩张，有降压作用。它还有利尿的有效成分，可消除体内水钠潴留，利尿消肿，有助于治疗糖尿病。

百合炒西芹

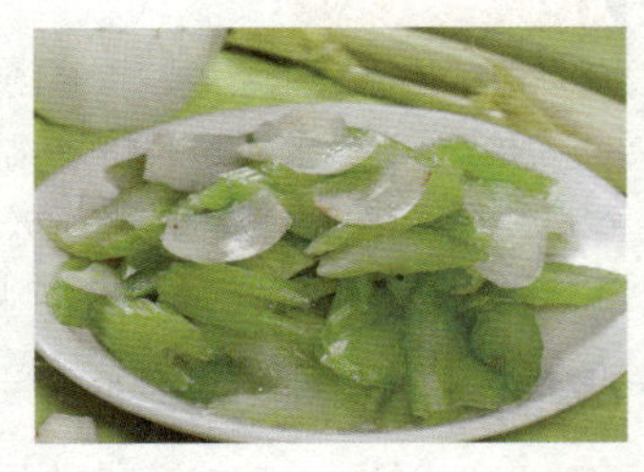

材料 百合片50克，西芹片150克。

调料 植物油、盐各适量。

做法

1. 将百合片、西芹片分别洗净备用。
2. 锅内加入油，放入西芹片、百合片、盐，翻炒几下即可。

营养解析 百合有良好的止咳作用，能有效改善肺部功能。西芹是高纤维食物，具有清肺、祛风之功效。本菜常吃可利尿消肿，有助于治疗糖尿病。

紫甘蓝 ZiGanLan

紫甘蓝俗称紫包菜，又称红甘蓝、赤甘蓝，是结球甘蓝中的一个类型，因其外叶和叶球都呈紫红色、叶面有蜡粉、叶球近圆形而得名。紫甘蓝由于其富含维生素C、维生素E和B族维生素，以及丰富的花青素苷和纤维素等，因而备受人们的欢迎。

降糖功效

紫甘蓝营养丰富，它含有丰富的胡萝卜素、维生素B_1、维生素B_2、维生素C 、糖类、蛋白质、脂肪、粗纤维、钙、磷、铁等营养物质，以及丰富的花青素苷和纤维素等，可以促进物质代谢，增强免疫力。紫甘蓝所含的丙醇二酸能有效阻止糖分在体内转变为脂肪，非常适合糖尿病患者食用。

贴心叮咛

❶ 选购时应以结球紧实、色泽艳丽者为佳。

❷ 紫甘蓝性味平和，诸无所忌，适量食之即可。

❸紫甘蓝可生食也可炒食，但以生食为佳，可凉拌、腌渍或作泡菜等，因为这样可以保持紫甘蓝中的营养，如若要炒食，则要急火重油，翻炒后迅速起锅。也可在炒前加入少许白醋，以保持色味不走失。

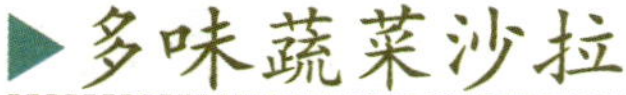
专家推荐对症食疗方

甘蓝沙拉

材料 紫甘蓝200克。

调料 沙拉酱、胡椒粉、盐各适量。

做法

1. 紫甘蓝洗净，切成细丝后加沙拉酱拌匀。
2. 加少许胡椒粉、盐即可食用。

多味蔬菜沙拉

材料 生菜、紫甘蓝、黄瓜、胡萝卜、青椒、红椒、莴笋、洋葱、玉米粒、小番茄各适量。

调料 盐、鸡精、胡椒粉、白醋、香油、沙拉酱各适量。

做法

1. 将生菜、紫甘蓝、黄瓜、胡萝卜、青椒、红椒、莴笋、洋葱、玉米粒、小番茄分别洗净。
2. 生菜、紫甘蓝撕成片；黄瓜、胡萝卜切成丝；青椒、红椒切成块；莴笋去皮切成丝；洋葱切成丝备用。
3. 将所有处理好的材料放入大碗中，加入白醋、香油、盐、鸡精、胡椒粉、沙拉酱搅拌均匀即可。

营养解析 糖尿病患者在选择菜肴时，应以清新、爽口、不油腻的食物为主，多吃蔬果，多种食材合理搭配，少食用植物油。这款沙拉就非常适合糖尿病患者经常食用。

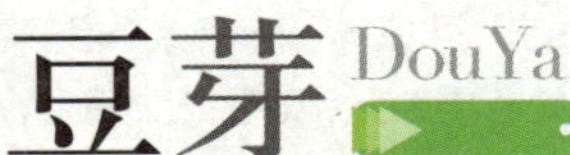

豆芽 DouYa

豆芽是以豆科植物浸水发芽而得名，豆芽性脆鲜嫩，味美可口，是人人喜爱的大众化蔬菜，在发芽过程中，维生素C增加很多，部分蛋白质也分解为各种人体所需的氨基酸，可见豆芽的营养价值比豆子营养更高。

降糖功效

不管是绿豆芽还是黄豆芽，都具有热量低、富含纤维素的特点，食用后能够帮助糖尿病患者控制餐后血糖上升。此外，豆芽中还含有大量的抗酸性物质，具有很好的防老化功能，能起到有效的排毒作用。豆芽中还含有一种干扰素生剂，能诱生干扰素，增加体内抗生素，增加体内抗病毒、抗癌肿的能力。

贴心叮咛

❶ 优质豆芽应该是顶芽大，须根长而自然，茎体瘦小，根部呈白色或淡褐色，头部显淡黄色、色泽鲜艳；芽身挺直、长短合适，芽脚不软，组织结构脆嫩，无烂根、烂尖现象。凑近可闻到一股豆芽固有的鲜嫩气息，无异味。

❷ 带有氨味、无须根或须根极短的是“化学豆芽”，注意不应选购此种豆芽。

❸ 豆芽膳食纤维较粗，不易消化，且性质偏寒，所以脾胃虚寒之人不宜久食。

❹ 无论是烹调绿豆芽还是黄豆芽，都可加一些醋，这样不仅能使蛋白质尽快凝固，防止B族维生素流失，同时还能去除豆芽的涩味，并使豆芽保持爽脆鲜嫩。

专家推荐对症食疗方

薏米拌绿豆芽

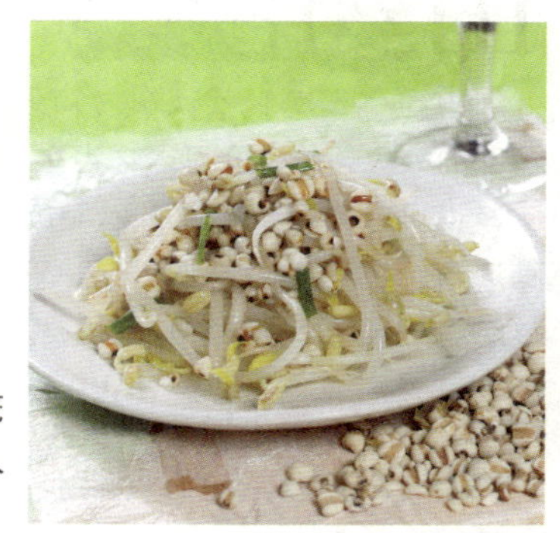

材料 薏米12克，绿豆芽250克，香葱段适量。

调料 香油、盐、味精、醋各适量。

做法

1. 将薏米洗净，放入碗中，置蒸笼内蒸40分钟；绿豆芽洗净，放入沸水锅内焯熟，捞出，沥干水分。
2. 将薏米、绿豆芽一同放入盆内，加入醋、盐、香葱段、香油、味精拌匀即可。

营养解析 本品具有清热解毒、生津止渴之功效，适用于各型糖尿病患者，尤以夏日食用最佳。

豆芽炒香芹

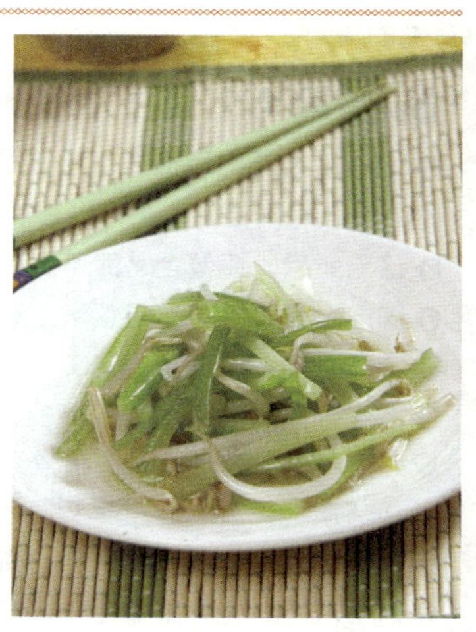

材料 绿豆芽、芹菜各200克。

调料 植物油、花椒、盐、醋、白糖、香油、味精各适量。

做法

1. 豆芽择洗干净，掐去两头备用；芹菜去掉老叶，洗净，切成3厘米长的段。
2. 锅中放入植物油和香油烧至四成热，放入花椒，用小火炸至花椒变色后捞出弃去，放入芹菜段、豆芽不断翻炒，加入白糖、醋、盐、味精翻炒至熟即可。

营养解析 本品富含纤维素，能排除肠道垃圾，增强机体抗病能力。

山药 ShanYao

山药自古以来就被视为物美价廉的补虚佳品，既可以作为主食，也可以作菜肴，还可以制成糖葫芦。山药富含多种氨基酸等营养物质，是患者康复期间的补养佳品。

降糖功效

山药含有黏液蛋白，有降低血糖的作用，可用于治疗糖尿病，是糖尿病患者的食疗佳品；含有大量维生素及微量元素，能有效阻止血脂在血管壁的沉淀，预防心血管疾病，防治糖尿病并发症。中医学认为，山药味甘、性平，入肺、脾、肾经，具有健脾补肺、益胃补肾、固肾益精、聪耳明目、助五脏、强筋骨、长志安神、延年益寿的功效。

贴心叮咛

❶ 好的山药外皮无损伤、粉性足、质坚实、断层雪白、黏液多、水分少、色泽洁白。

❷ 诸无所忌，适量食之即可。

❸ 脾虚之人，山药配伍薏米、红枣、粳米或糯米煮粥食用。

❹ 肾虚之人，山药配伍芡实、莲子煨食。

❺ 体虚、病后羸弱、营养不良、长期腹泻、大便稀薄、神疲乏力或妇人白带清稀量多、遗精盗汗、夜尿频多者应适当多吃。

❻ 山药质地细腻，味道香甜，不过，山药皮容易导致皮肤过敏，所以最好用削皮的方式，并且削完山药的手不要乱碰，马上多洗几遍手，否则就会抓哪儿哪儿痒。

专家推荐对症食疗方

▶蛤蜊炖山药

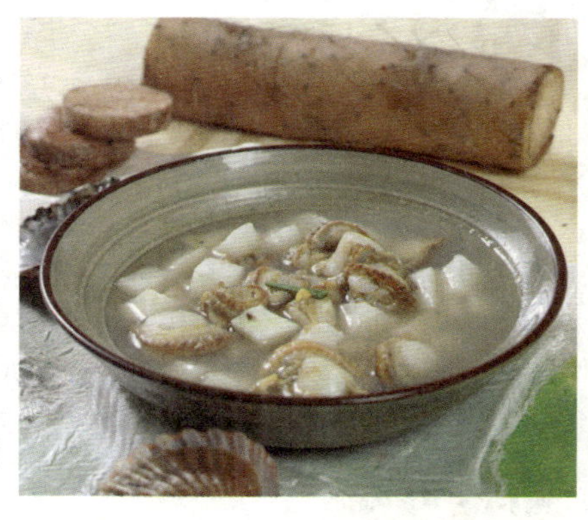

材料 蛤蜊肉、山药各100克，小葱1根。

调料 料酒、盐各适量。

做法

1. 山药洗净，切块；蛤蜊肉洗净；小葱洗净，切段。
2. 将上述材料放入砂锅内，加适量水同煮，煮沸后加料酒、盐，小火炖熟即可。

营养解析 本品含有丰富的蛋白质和矿物质，镁含量也很丰富，能很好地保护心脑血管，避免因糖尿病而引发的动脉硬化等疾病。

▶冬瓜山药汤

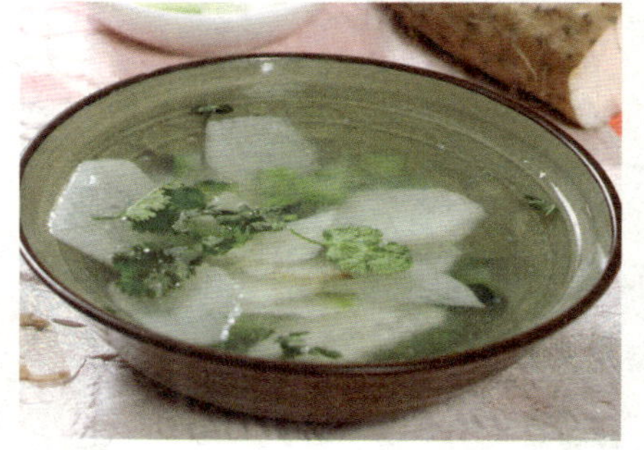

材料 山药100克，冬瓜300克，香菜段适量。

调料 香油、盐、味精各适量。

做法

1. 将冬瓜洗净，去瓤，去皮，切块；山药洗净，去皮，切片，与冬瓜块同放入炖锅内。
2. 锅置大火上，加水烧沸，改用小火煮35分钟，调入盐、味精，淋入香油、撒上香菜段即可。

营养解析 本品具有清热解毒、利水消痰、除烦止渴、祛湿解暑的功效。用于心胸烦热、小便不利、糖尿病、肝硬化腹水、高血压肾病、癌症、动脉硬化、冠心病、肥胖等。适用于糖尿病患者。注意：脾虚湿盛者不宜大量食用。

莴笋 WoSun

莴笋色泽淡绿，口感鲜嫩，被称为“碧玉凤尾”。

降糖功效

莴笋中糖类和脂肪的含量较低，而无机盐、维生素含量较丰富，尤其是含有较多的烟酸。烟酸是胰岛素的激活剂，所以糖尿病患者经常吃莴笋，可以改善糖的代谢功能。莴笋的钾含量大大高于钠含量，有利于体内的水、电解质平衡，促进排尿和乳汁的分泌，对高血压、水肿、心脏病患者有一定的食疗作用。

贴心叮咛

❶ 选购莴笋时应以茎粗、无空心、肉质呈青色的为最佳。

❷ 莴笋中含有的某种物质对视神经有刺激作用，所以视力弱者、夜盲症者不宜多食。

❸ 脾胃虚弱、腹泻便溏、痛风患者应少吃。

❹ 莴笋不宜与蜂蜜同食，因为莴笋苦寒，蜂蜜润肠通便，两者同食，极易导致腹痛、腹泻。

专家推荐对症食疗方

凉拌莴笋丝

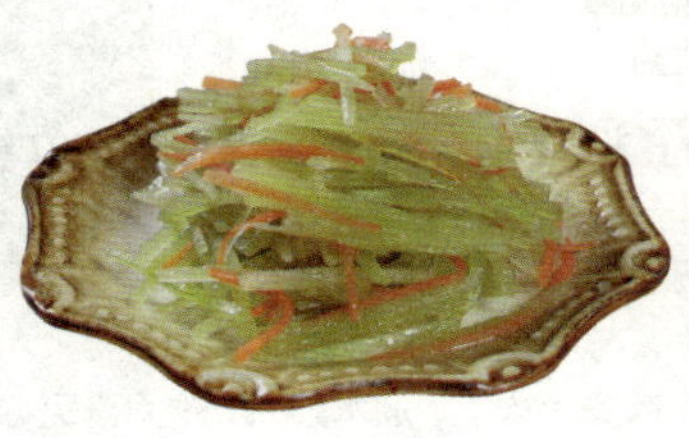

材料 莴笋80克，胡萝卜20克。

调料 香油、盐、味精各适量。

做法

1. 莴笋去皮，切丝，放入沸水中焯熟捞出备用；胡萝卜去皮，切丝备用。
2. 以上两种材料拌匀，加香油、盐、味精即可食用。

营养解析 本品含有胰岛素的激活剂，改善糖的代谢功能，糖尿病患者多吃有益。

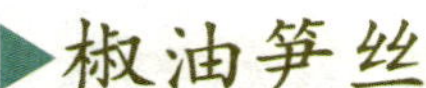

▶椒油笋丝

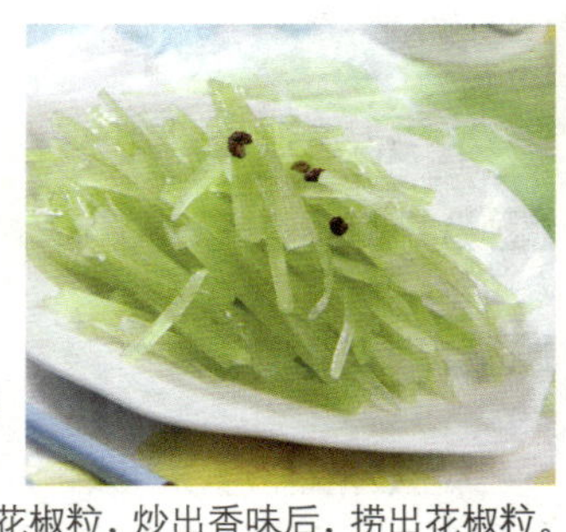

材料 莴笋400克。

调料 盐、香油、植物油、味精、花椒粒各适量。

做法

1. 莴笋去叶，去皮洗净，切细丝，盛于碗中撒盐拌匀，入味后，挤干水分。
2. 炒锅内倒植物油，烧至五成热，倒入花椒粒，炒出香味后，捞出花椒粒。
3. 将笋丝盛入盘中，加花椒油、香油、味精，拌匀即可。

草菇 CaoGu

草菇肉质脆嫩、味道鲜美、香味浓郁，素有“放一片，香一锅”之美誉。而且草菇中的蛋白质含量比一般蔬菜要高几倍，是国际公认的“十分好的蛋白质来源”，并有“素中之荤”的美名。

降糖功效

草菇的维生素C含量高，能促进人体新陈代谢，提高机体免疫力，增强抗病能力。它能够减缓人体对糖类的吸收，是适合糖尿病患者食用的良好食品。中医学认为，草菇味甘、微咸、无毒，性寒，能消食解热，补脾益气。

贴心叮咛

❶ 无论是罐头制品还是干制品，都应以菇身粗壮均匀、质嫩、菇伞未开或展开小的质量为好。干制品还应菇身干燥，色泽淡黄艳明，无霉变和杂质。

❷ 性味平和，诸无所忌，适量食之即可。注意每餐摄取20克为佳。

❸ 草菇可作汤或素炒，烹制前无论鲜品还是干品都不宜长时间浸泡。

专家推荐对症食疗方

草菇丝瓜汤

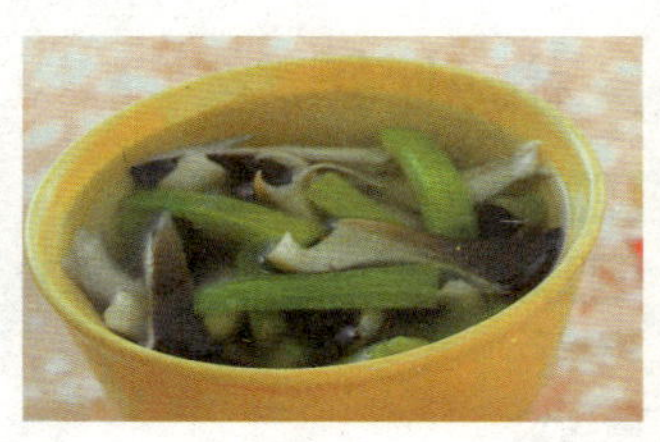

材料 丝瓜200克，草菇100克，姜片适量。

调料 盐、胡椒粉、味精各适量。

做法

1. 丝瓜去皮，洗净，剖开，切段；草菇洗净，放入沸水中焯一下，捞出备用。
2. 锅置火上，放入适量清水，加盐烧沸，放入草菇、丝瓜段、姜片，烧沸后转中火煮15分钟，撒入盐、胡椒粉、味精，搅匀即可。

营养解析 本品能减少人体对糖类的吸收，辅助新陈代谢。

草菇鱼头汤

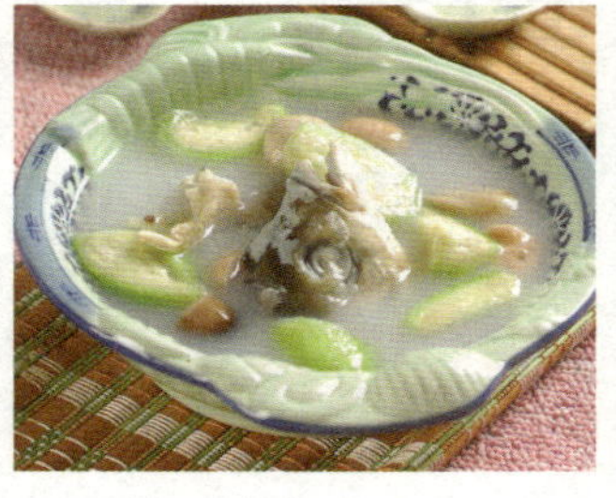

材料 大鱼头1个，草菇100克，丝瓜150克，姜4片。

调料 植物油、盐、料酒、淀粉各适量。

做法

1. 鱼头斩成大块，洗净沥干，放入适量盐、料酒、淀粉拌匀，略腌片刻。
2. 草菇洗净，一剖两半；丝瓜去皮，洗净，切滚刀块。
3. 用油将姜片爆香，放入鱼头煎炒，加入适量清水，烧沸后加入草菇及丝瓜，炖熟时加盐调味即可。

杏 Xing

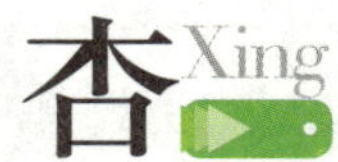

杏色泽鲜艳、果肉多汁、风味甜美、酸甜适口，且其内含较多的糖、蛋白质，其含量与鲜枣相同；还含有钙、磷，其含量均超过梨，因而是一种营养价值和医疗价值都很高的水果，并且由于成熟时间较早，常在春夏之交时上市，深受人们的喜爱。

降糖功效

杏（含杏仁）的营养丰富，含蛋白质、粗脂肪、糖类，还含有磷、铁、钾等无机盐类及多种维生素。它含有的果糖不易被机体代谢，所以非常适合糖尿病患者。杏（含杏仁）是维生素 B_{17} 含量最为丰富的果品，对癌细胞有杀灭作用。其维生素 C 和多酚类成分，能降低胆固醇的含量，还能显著降低心脏病和糖尿病常见并发症的危险性。

贴心叮咛

❶ 在选购时以果个大、色泽美、味甜汁多者为佳。

❷ 由于鲜杏酸性较强，过食容易引起胃病；杏属发物，因此淋巴结核、红斑狼疮、顽固性皮肤病者忌食或慎食。

❸ 适宜慢性气管炎、咳嗽、肺癌、鼻咽癌、乳腺癌者食用。

专家推荐对症食疗方

老醋杏仁

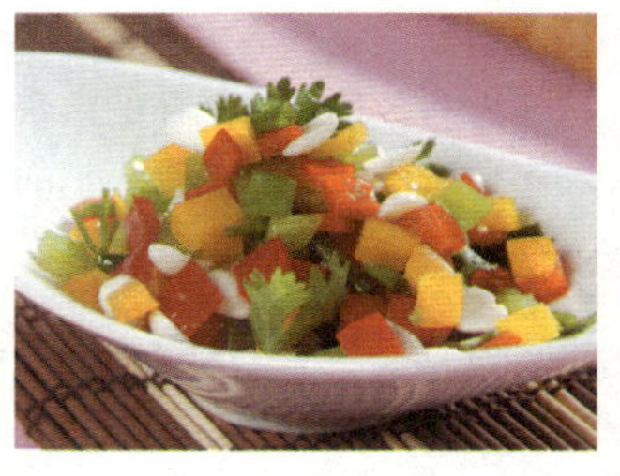

材料 杏仁、青椒、红椒、黄椒、香菜各适量。

调料 醋、白糖、盐、香油、植物油各适量。

做法

1. 红椒、青椒、黄椒分别清洗干净，切成小丁；香菜洗净，切段。
2. 热锅热油放入杏仁炸至八成熟，关火后利用余温将杏仁煨至全熟后捞出，沥去油凉凉备用。
3. 将杏仁、红椒丁、青椒丁、黄椒丁、香菜段放入盘中，加入醋、白糖、盐、香油拌匀即可。

营养解析 杏仁中所含的脂肪是健康人士所必需的，是一种对心脏有益的高不饱和脂肪。因此非常适合糖尿病并发心脏病的患者。

杏仁蔬菜沙拉

材料 甜杏仁、圣女果、话梅、蚕豆各适量。

调料 盐、橄榄油、味精各适量。

做法

1. 蚕豆去壳，洗净；圣女果洗净，对半切开。
2. 锅中倒入水，煮沸后加入盐、蚕豆煮至软烂，捞出放入凉水中浸泡。
3. 将蚕豆沥干水分倒入大碗中，放入圣女果和话梅，调入适量盐、味精和橄榄油，搅拌均匀，最后倒入甜杏仁拌匀即可。

营养解析 杏仁中不仅蛋白质含量高，其中的大量纤维可以让人减少饥饿感，这就对保持体重有益。因此此道菜是因肥胖导致糖尿病患者的餐桌佳品。

荔枝 LiZhi

荔枝原产于中国，是亚热带果树，素有岭南佳果之美誉。荔枝不但肉质脆嫩，呈半透明凝脂状，而且清甜可口。不仅如此，荔枝还含有多种人体必需的微量元素和维生素，具有很高的营养价值和医疗价值，因而深受人们的欢迎。

降糖功效

荔枝含丰富的维生素C和蛋白质，可促进微细血管的血液循环，增强机体免疫功能，提高抗病能力。它所含丰富的糖分，具有补充能量、增加营养的作用。荔枝中含有一种特殊的氨基酸，可以引起血糖降低，适合糖尿病患者。

贴心叮咛

❶ 新鲜荔枝应该色泽鲜艳，个大均匀，皮薄肉厚，质嫩多汁，味甜，富有香气。挑选时可以先在手里轻捏，好荔枝的手感应该发紧而且有弹性。

❷ 阴虚火旺、有上火症状者忌食。

❸ 由于荔枝属热性水果，多吃易患荔枝病，因此在吃荔枝的同时，可多喝盐水，或与蜜枣一起煲水喝，以预防荔枝病的发生。如果出现荔枝病，轻者应立即冲服浓糖水一杯，重者应马上送医院救治。

专家推荐对症食疗方

百合荔枝

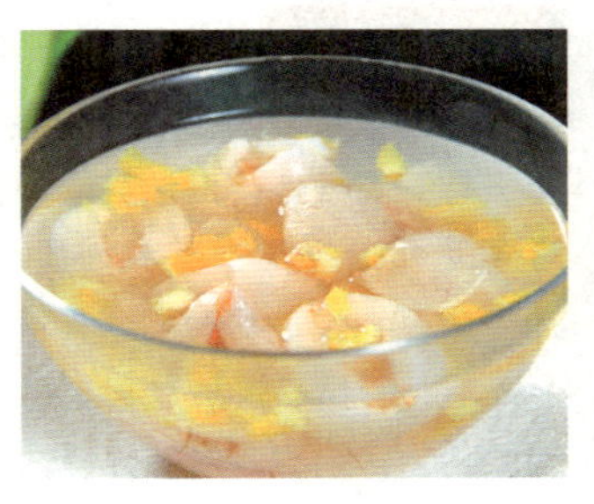

材料 鲜荔枝250克，鲜百合50克，鲜橙25克。

调料 冰糖适量。

做法

1. 鲜荔枝去壳、核洗净；鲜橙去皮，切成粒；鲜百合掰成瓣，用沸水煮至熟透捞出冲凉。
2. 冰糖加水煮成冰糖水凉凉；将荔枝、百合、鲜橙粒放入碗中，加入冰糖水即可。

营养解析 本品含有多种糖尿病患者所需的营养素，能增强患者的免疫力和抵抗疾病的能力。

柠檬荔枝汁

材料 冰镇荔枝、柠檬各适量。

调料 牛奶适量。

做法

1. 将柠檬去皮、子，果肉榨成汁；荔枝洗净去壳、核，榨成汁。
2. 将柠檬汁和荔枝汁按 1 ： 8 的比例混合，加入牛奶调匀即可。

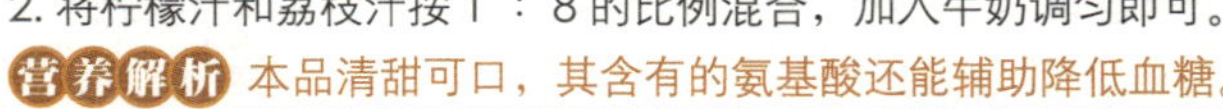

营养解析 本品清甜可口，其含有的氨基酸还能辅助降低血糖。

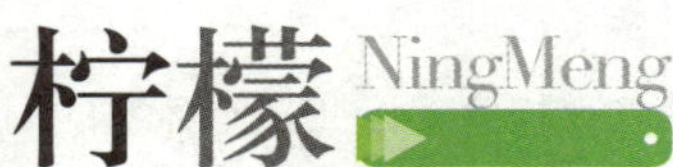

柠檬 NingMeng

柠檬果实汁多肉脆，有浓郁的芳香气。但由于其味道特酸，故只能作为上等调味料，用来调制饮料菜肴、化妆品和药品。柠檬之所以味道极酸是因为柠檬中含有丰富的柠檬酸，因此被誉为“柠檬酸仓库”。

降糖功效

吃柠檬可以防治心血管疾病，能缓解钙离子促使血液凝固的作用，可预防和治疗高血压和心肌梗死。柠檬汁中含有大量柠檬酸盐，能够抑制钙盐结晶，从而阻止肾结石形成，甚至已成之结石也可被溶解掉，所以食用柠檬能防治肾结石，使部分慢性肾结石患者的结石减少、变小。柠檬酸有收缩、增固毛细血管，降低其通透性，提高凝血功能及血小板数量的作用，可缩短凝血时间和出血时间。柠檬中所含的圣草枸橼苷可防止引发功能障碍和白内障等糖尿病并发症的产生。

贴心叮咛

❶ 优质柠檬个头中等，果形椭圆，两端均突起而稍尖，似橄榄球状，成熟者皮色鲜黄，具有浓郁的香气。

❷ 胃溃疡、胃酸分泌过多者忌食。

❸ 柠檬果皮内富含一种光敏感剂，食用或者接触皮肤后最好不要外出，否则一旦被大量紫外线照射，就会造成皮肤发炎红肿，并形成色素沉着。

❹ 饮用柠檬汁最好选择在晚上，并记得马上刷牙以保护牙齿不被柠檬酸腐蚀。

专家推荐对症食疗方

▶柠檬苹果绿茶

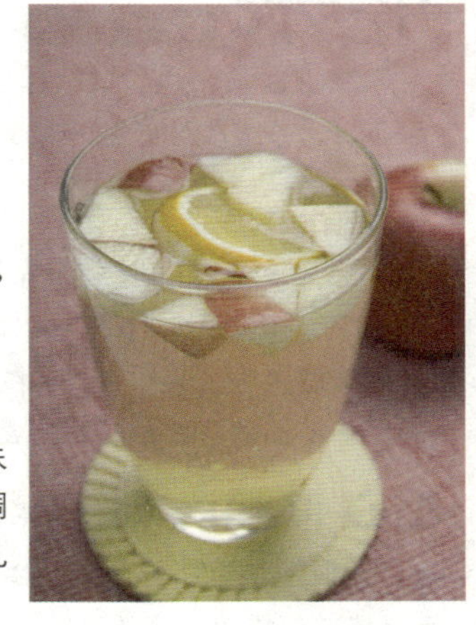

材料 柠檬、绿茶包各1个，苹果1/2个。

调料 冰块、沸水、蜂蜜各适量。

做法

1. 苹果洗净，去核，切成块；柠檬洗净，切片备用。
2. 将绿茶包与苹果块一起放入杯中，用沸水冲泡，并加盖焖10分钟左右。
3. 泡好茶后，取出茶包，按自己口味取适量柠檬片挤出汁，滴入茶中，调入少量蜂蜜，并加入适量冰块搅拌几下即可。

营养解析 此茶饮糖尿病患者可以作为日常茶饮坚持服用，有很好的降血糖的功效。

▶金橘柠檬茶

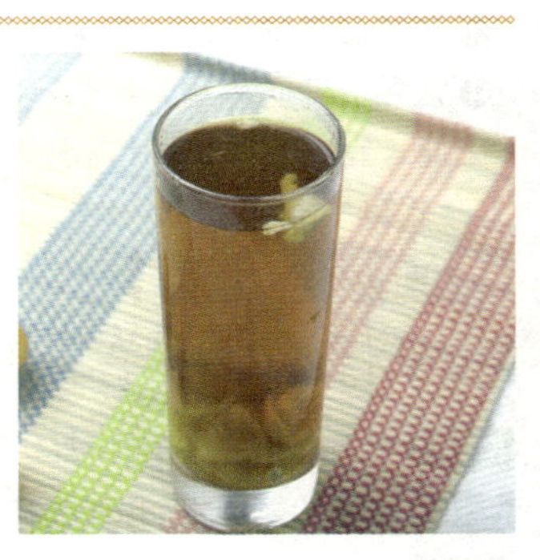

材料 红茶包1个，金橘5颗，柠檬1/2个。

调料 蜂蜜适量，沸水200毫升。

做法

1. 将红茶包用沸水冲泡，盖上盖焖10分钟。
2. 柠檬洗净，去皮，榨汁；金橘洗净，对半切开。
3. 取出红茶包，将金橘挤出汁液滴入茶中，而且挤过的金橘也放在红茶里。
4. 把蜂蜜与榨好的柠檬汁调入红茶中搅拌均匀即可。

营养解析 本茶清淡可口，对糖尿病伴有心脑血管疾病的患者有很好的辅助治疗作用。

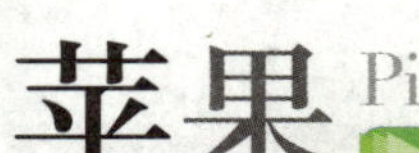

苹果 PingGuo

苹果性、质、色、味、香俱佳，品种繁多，颜色不一，味道酸甜可口，是老少皆宜的水果之一。

降糖功效

苹果具有生津润肺、除燥解暑、开胃醒酒、止泻的功效。苹果中的胶质和微量元素铬，能保持血糖稳定，还能有效地降低胆固醇，预防糖尿病。其所含的多酚及黄酮类天然化学抗氧化物质，可以减少肺癌的危险，预防铅中毒。

贴心叮咛

❶ 选购时应挑选新鲜苹果，以结实、松脆、色泽美观者为佳；尤其是成熟苹果有一定的香味、质地紧密、易于储存。

❷ 苹果忌与水产品同食，会导致便秘。

❸ 孕妇每天吃1～2个苹果，可减轻孕期反应。

❹ 饭后立即吃苹果，不仅不会助消化，反而会造成胀气和便秘，因此，宜在饭后2小时或饭前1小时吃苹果。

专家推荐对症食疗方

柠檬汁拌苹果

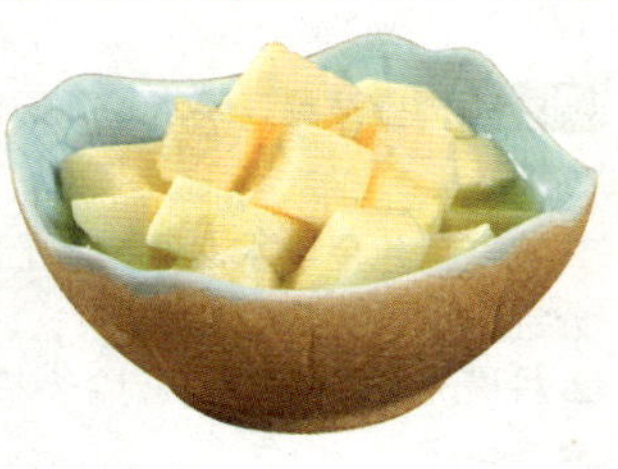

材料 苹果块300克，秋梨块50克。

调料 蜂蜜10毫升，柠檬汁60毫升。

做法

1. 柠檬汁加入蜂蜜一起放入碗中，搅拌均匀，调成柠檬蜜汁。
2. 将柠檬蜜汁淋在苹果块、秋梨块上，拌匀即可。

营养解析 本品清热、开胃、稳定血糖，既能当菜品，也可以作为糖尿病患者的加餐零食。

苹果蛋饼

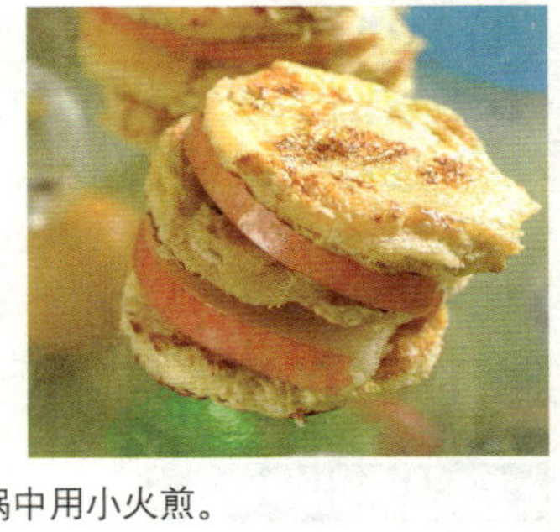

材料 苹果2个，鸡蛋4个。

调料 白糖、植物油各适量，牛奶100毫升。

做法

1. 将鸡蛋打散，加入牛奶、白糖搅拌；苹果去核，切成片。
2. 烧热平底锅，加入油，将蛋浆倒入锅中用小火煎。
3. 将苹果片铺在蛋饼上，待底部熟后再翻转煎熟，然后装盘即可。

营养解析 苹果和鸡蛋是很好的营养搭配，营养丰富，既能当菜、又能当主食，糖尿病患者要注意食物交换的计算。

荞麦 QiaoMai

荞麦是我国古老的谷物之一，在公元前 5 世纪的《神农书》中就有相关记载。荞麦中不仅所含的铁、锰、锌等微量元素比一般谷物丰富，而且所含的蛋白质中还含有丰富的赖氨酸成分，尤其是所含的膳食纤维更是比一般的精制大米多 10 倍，不仅具有很高的营养价值，而且还具有很高的医疗价值，在日本至今仍把荞麦食品列为保健食品。

降糖功效

荞麦可用做糖尿病患者的良好补充饮食，因为经水热处理的荞麦淀粉可以获得有利于葡萄糖的缓慢性释放和相对高比例的耐消化淀粉。荞麦含有丰富的赖氨酸成分，铁、锰、锌等微量元素也比一般谷物丰富，而且含有丰富的膳食纤维，具有很好的营养保健作用。荞麦还能促进机体的新陈代谢，增强解毒能力，具有扩张小血管和降低血液胆固醇的作用，对糖尿病并发高脂血症很有益处。

贴心叮咛

❶ 选购荞麦米时，一定要看色泽，颜色鲜绿的为佳。

❷ 由于荞麦易造成消化不良，故一次不可食用过多，尤其是脾胃虚寒、消化功能不佳、经常腹泻的人不宜食用。

❸ 储存荞麦时应将其放在常温、干燥、通风的环境中；荞麦面应与干燥剂同放在密闭容器内低温保存。

专家推荐对症食疗方

荞麦菜卷

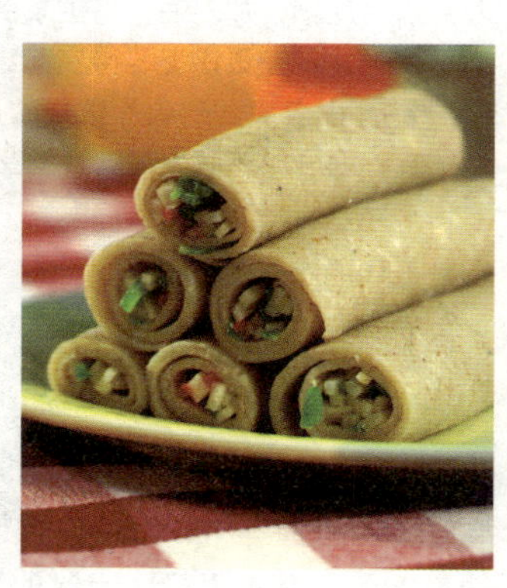

材料 荞麦面100克，土豆50克，青椒、红椒、鸡蛋各1个，葱花适量。

调料 花椒粉、盐、味精、植物油各适量。

做法

1. 鸡蛋磕入碗内，打散；荞麦面倒入盆中，加适量水、鸡蛋液、盐拌匀成糊状；土豆去皮，洗净，切丝；青椒、红椒洗净，去蒂、子，切丝备用。
2. 平底锅中植物油烧至五成热，舀入一勺面糊，摊平，烙至两面微黄至熟，摊成荞麦饼。
3. 炒锅内植物油烧至七成热，加葱花、花椒粉炒香，倒入土豆丝炒至八成熟，加青椒丝、红椒丝炒熟，用盐和味精调味，盛出。
4. 荞麦饼切成正方形，卷入土豆丝、青椒丝、红椒丝即可。

营养解析 荞麦含有蛋白质、多种维生素、膳食纤维、镁、钾、钙、铁、锌、铜、硒等，能帮助排除体内毒素；因其含有丰富的蛋白质、维生素，故有降血脂、保护视力、软化血管、降低血糖的功效。同时，荞麦可杀菌消炎，有“消炎粮食”的美称。

荞麦蛋汤面

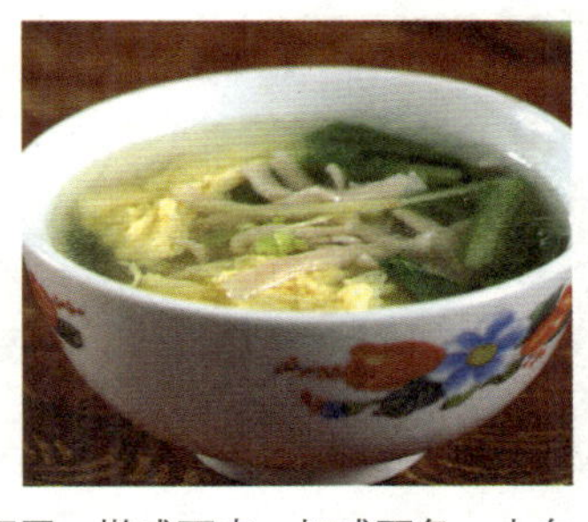

材料 荞麦面100克，小白菜50克，鸡蛋（取蛋液）1个，葱花、姜丝各适量。

调料 花椒粉、盐、鸡精、植物油各适量。

做法

1. 荞麦面加适量温水搅拌均匀，揉成面团，擀成面皮，切成面条；小白菜择洗干净，切成3厘米长的段。
2. 锅内倒植物油烧至七成热，加葱花、姜丝和花椒粉炒香，加适量清水烧沸，下入面条煮熟，淋入鸡蛋液搅散，放入小白菜煮1分钟，用盐和鸡精调味即可。

营养解析 本品有菜有面，营养丰富，尤其对糖尿病并发高血脂的患者有益。

燕麦 YanMai

燕麦含有丰富的营养，而且质量很好。由燕麦精心加工而成的麦片，具有很高的营养价值和医疗价值，已经成为广受大众欢迎的保健品。

降糖功效

燕麦是一种低糖、高营养、高能量食品，含有丰富的B族维生素、锌及不饱和脂肪酸，它对糖类和脂肪类的代谢具有调节作用，可以有效地降低人体中的胆固醇，对心脑血管疾病起到一定的预防作用。燕麦有助于长期控制能量摄入，延缓糖类消化对血糖的影响，还可减轻饥饿感，有助于减轻体重。长期食用燕麦片，有利于糖尿病和肥胖症的控制。

贴心叮咛

❶ 最好选择颗粒差不多大的燕麦片，这样溶解程度都会相同，不会在口感上造成不适。

❷ 燕麦一次不宜吃太多，否则会造成胃痉挛或胃胀气。

❸ 一般人都可食用燕麦，而且更适合于中老年人。但每餐食用量应控制在40克左右。

❹ 燕麦配伍浮小麦煮食，对自汗、盗汗、虚汗不止者很有益。

专家推荐对症食疗方

燕麦粥

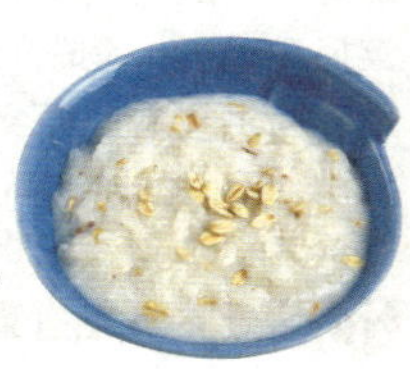

材料 大米粉150克，燕麦片100克，豆浆250毫升。

调料 白糖30克。

做法

1. 燕麦片洗净,入沸水锅中煮至开花状;豆浆和大米粉慢慢搅匀,调成大米糊。
2. 将大米糊缓缓倒入煮熟的燕麦片锅里，用勺不停搅拌至沸。
3. 转用小火煮 10 分钟，熄火，加入白糖调味即可。

营养解析 大豆和燕麦都含有丰富的不饱和脂肪酸，对控制和降低血糖有很大帮助。

罗汉燕麦粥

材料 南瓜、燕麦、大米各适量。

调料 盐适量。

做法

1. 南瓜洗净去皮、子，切块；大米、燕麦洗净，浸泡 2 小时备用。
2. 锅内放水煮沸，下入大米和燕麦煮 30 分钟，再下入南瓜块煮 15 分钟，最后撒上少许盐即可。

营养解析 燕麦是一种低糖、高蛋白质、高脂肪、高能量食品，由于质地较硬，煮之前尽可能多浸泡一会儿。

黑米 HeiMi

黑米外表油亮，清香可口，有很好的滋补作用，被誉为“补血米”“长寿米”。黑米比普通大米更具营养，有“黑珍珠”“世界米中之王”的美誉。黑米除了熬粥，还可以做成点心、汤圆、面包等。

降糖功效

黑米含蛋白质、脂肪、糖类、B族维生素、维生素E、钙、磷、钾、镁、铁、锌等成分，营养丰富。它含膳食纤维较多，淀粉消化速度慢，适合糖尿病患者作为主食。黑米中的钾、镁等矿物质还有利于控制血压，减少患心脑血管疾病的风险。

贴心叮咛

❶ 优质黑米具有正常的清香味、有光泽、米粒大小均匀，放入口中细嚼，味佳、微甜；将外面皮层全部刮掉，米粒呈白色。

❷ 病后消化能力弱的人不宜吃黑米，可吃些紫米来调养。

❸ 黑米外部由坚韧的种皮包裹，若不煮烂，其营养成分未溶出，多食后易引起急性胃肠炎，因此应先浸泡一夜再煮。

专家推荐对症食疗方

黑米面馒头

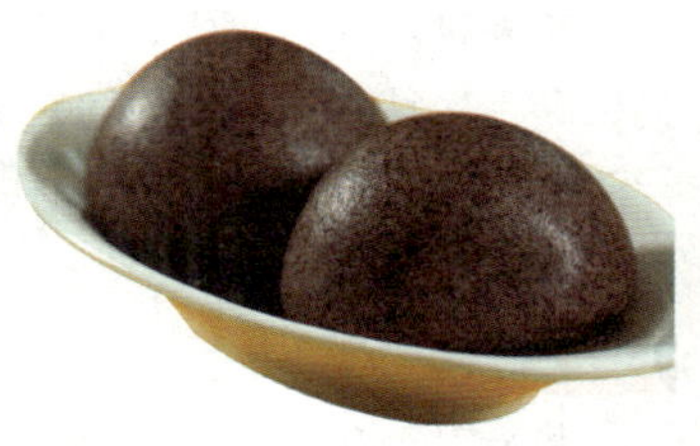

材料 面粉200克，黑米面250克。

调料 食用碱、酵母粉各适量。

做法

1. 面粉和黑米面倒入盆中，加酵母粉和适量清水揉成面团，饧发。
2. 用碱加水调成碱水，倒入面团中揉匀，将面团平均分成若干个小面团，揉成团，饧发30分钟，放入烧沸的蒸锅蒸15～20分钟即可。

营养解析 此品作为主食有很好的饱腹作用，可控制糖尿病患者的进食量。

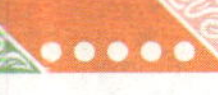

▶黑米人参鲤鱼汤

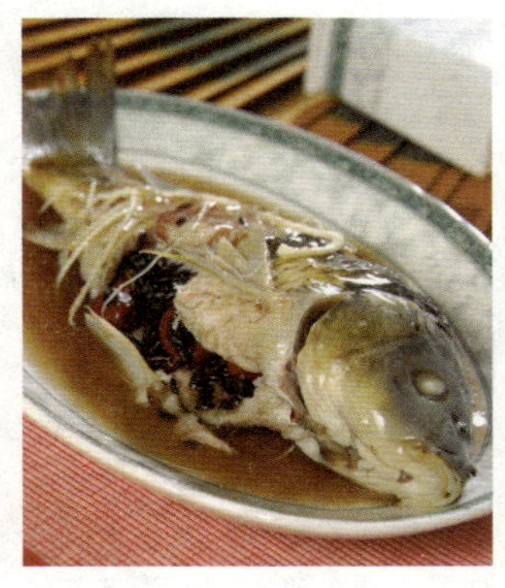

材料 鲤鱼1条，黑米150克，参须15克，金丝小枣20克，姜片、葱段各适量。

调料 盐、料酒各适量。

做法

1. 鲤鱼处理干净；黑米洗净，用清水浸泡半小时；参须和金丝小枣洗净。
2. 黑米、参须和金丝小枣塞入鱼腹，用牙签封住鱼肚，放大号漏勺上入沸水中焯烫。
3. 鲤鱼放入汤碗中，倒入泡黑米的水，放入姜片、葱段、盐和料酒，上笼小火蒸约90分钟，拣出葱段和姜片，抽出牙签即可。

营养解析 此汤中的食材都具有很高的营养价值，但胆固醇含量都很低，糖尿病患者适量食用会有很好的滋补功效。

薏米 YiMi

薏米是中国古代宫廷膳食之一，同时也是一味营养价值很高的药用粮种，被誉为“世界禾本科植物之王”，在欧洲被称为“生命健康之禾”。薏米能使人的皮肤光泽健美，故有“疮疣之敌”之称。

降糖功效

薏米富含蛋白质、B族维生素、维生素E、钙、锌、铁、硒、食物纤维等成分，是一种营养均衡的食品。薏米具有促进新陈代谢和减少胃肠负担的作用，可作为病中或病后体弱患者的补益食品。它还能增强肾功能，有利尿的作用，是适宜糖尿病患者食用的佳品。

贴心叮咛

❶ 选购薏米时以质硬有光泽、颗粒饱满、呈白色或黄白色、坚实、味甘淡或微甜者为上。

❷ 脾虚无湿、大便燥结者及孕妇慎食。

❸ 风湿筋骨痛患者，用薏米粉配伍曲米酿酒，煮热食用更佳。

❹ 用薏米配伍粳米混合煮饭或熬粥食用，每日1次，连续服用，去疣美容。

专家推荐对症食疗方

猪胰薏米粥

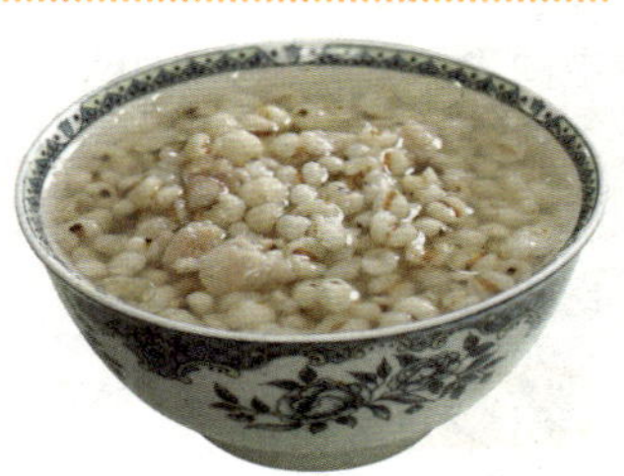

材料 鲜猪胰1个，薏米200克。

调料 盐适量。

做法

1. 将猪胰洗净，切碎；薏米洗净备用。
2. 将猪胰加适量清水，先煮成汤，再将洗净的薏米加入煮成粥，加适量盐调味即可。

营养解析 本品可滋阴润燥，祛痰排脓，适宜于糖尿病坏疽血管病变者食用。

薏米薄荷粥

材料 薏米150克，薄荷、荆芥各15克，干豆豉50克，葱段适量。

调料 盐适量。

做法

1. 豆豉、薄荷、荆芥分别洗净，连同葱段一起放入锅中，加清水煮沸，转小火继续煮 10 分钟。
2. 薏米洗净，倒入锅内，中火煮至薏米熟烂，加入盐调味即可。

营养解析 本粥可以促进糖尿病患者的新陈代谢，又能补充其所需的多种营养素，是辅助降糖的佳品。

玉米 YüMi

在所有主食中，玉米的营养价值和保健作用是最高的，是全世界公认的“黄金作物”。它的维生素含量非常高，是稻米、小麦的 5 ~ 10 倍。

降糖功效

研究证实，玉米含有丰富的不饱和脂肪酸，它和玉米胚芽中的维生素 E 协同作用，可降低血液胆固醇浓度并防止其沉积于血管壁，对冠心病、动脉粥样硬化、高脂血症及高血压等都有一定的预防和治疗作用。此外，玉米须有利尿的作用，可辅助控制血糖。

贴心叮咛

❶ 玉米应挑选颗粒饱满、排列紧密、软硬适中的鲜嫩玉米。

❷ 玉米性味平和，诸无所忌，适量食之即可。

❸ 玉米胚尖集中了主要的营养成分，在食用时应全部吃掉。多食玉米胚尖可促进人体新陈代谢，调节神经系统功能，使皮肤光滑细腻，防止皱纹产生。

❹ 玉米与大豆、大米等配伍食用，可以提高其营养价值。

❺ 玉米与甜椒配伍炒食，用于脾胃虚弱或血脂异常者。

专家推荐对症食疗方

玉米红小豆粥

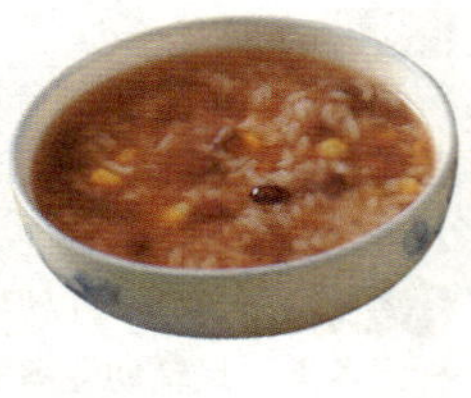

材料 鲜玉米粒40克，红小豆、大米各25克。

调料 盐适量。

做法

1. 红小豆、大米分别洗净，用水浸泡 30 分钟；玉米粒洗净。

2. 砂锅内倒入适量水，将红小豆、玉米粒、大米一起放入，大火煮5分钟，改小火煮烂熟，加入盐调味即可。

营养解析 此粥含有丰富的不饱和脂肪酸，可降低血液胆固醇的浓度，防治其沉积在血管壁，有辅助降糖的作用。

玉米面菠菜面条粥

材料 玉米面80克，面条50克，菠菜100克。

调料 盐适量。

做法

1. 菠菜择洗净，入沸水锅中焯水，捞出，沥干，切段。
2. 锅内加水烧沸，加入玉米面，再开锅后下面条，煮熟后再加菠菜，用盐调味即可。

营养解析 本品具有补益肾精之功效，可以降血糖、降血脂，适用于各型糖尿病兼高脂血症患者。注意：患有慢性肠炎、便溏腹泻者忌食；男子阳痿、遗精者忌食。

绿豆 LüDou

绿豆浑圆青绿，是炎热夏季人们喜爱的消暑佳品。绿豆中的多种维生素、钙、磷、铁等无机盐都比粳米多，有较高的食用和药用价值，被誉为“济世之良谷”。

降糖功效

绿豆中的多糖成分能增强血清脂蛋白酶的活性，使脂蛋白中的三酰甘油水解，达到降血脂的功效，从而防治冠心病、心绞痛等症。绿豆淀粉中的低聚糖因人体胃肠道没有相应的水解酶系统而很难被消化吸收，所以绿豆提供的能量值比其他谷物低，对于肥胖者和糖尿病患者有辅助治疗的作用。

贴心叮咛

❶ 选购绿豆时应以颗粒饱满均匀、颜色一致、表面有新鲜感、无白点、无杂质者为佳。

❷ 绿豆性寒凉，素体阳虚、脾胃虚寒、泄泻者慎食。

❸ 如发生有机磷农药中毒、铅中毒、酒精中毒等情况，在医院抢救前都可以灌服一碗绿豆汤。

❹ 绿豆有降低药效的作用，因此在服药时最好不要吃含绿豆的食品。

❺ 未煮烂的绿豆腥味强烈，食后易恶心、呕吐。但也不宜煮得过烂，以免使有机酸和维生素遭到破坏、降低清热解毒功效。

专家推荐对症食疗方

▶薏米绿豆粥

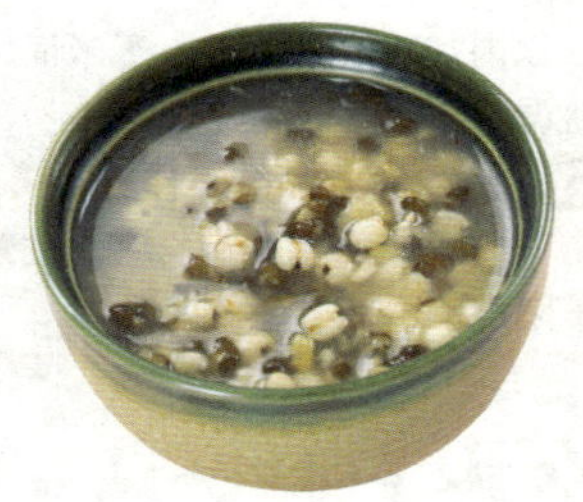

材料 薏米、绿豆各适量。

调料 蜂蜜适量。

做法

1. 薏米与绿豆洗净，用水浸泡 2 小时。
2. 将浸泡过的薏米与绿豆放入清水锅中煮 1 小时。
3. 冷却后加入蜂蜜调匀即可。

营养解析 此粥能促进新陈代谢，尤其可降低血糖的数值。

▶绿豆饭

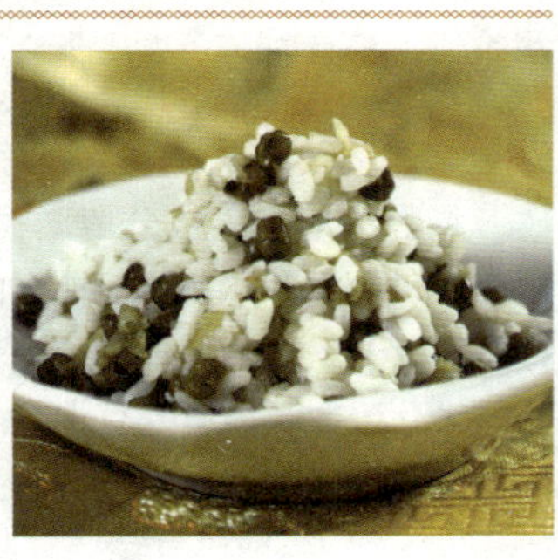

材料 大米100克，绿豆50克。

做法

1. 将绿豆淘洗干净，用水浸泡 4 小时；大米淘洗干净备用。
2. 将泡好的绿豆放入锅内，加入 300 毫升清水，用小火煮 30 分钟备用。

3. 将淘洗干净的大米置于电饭锅内，加入煮好的绿豆，再加入适量清水，将大米焖煮 30 分钟至米熟成为米饭即可。

营养解析 绿豆饭作为主食要比大米饭营养价值高，还可以增强血清脂蛋白酶的活性，有降糖的效果。

黑豆 HeiDou

黑豆是植物中营养最丰富的保健佳品之一，具有医食同疗的特殊功能，被誉为“豆中之王”；黑豆是肾虚、须发早白、脱发者的食疗佳品，有“乌发娘子”的美称。

降糖功效

黑豆基本不含胆固醇，只含植物固醇，而植物固醇不被人体吸收利用，所以有抑制人体吸收胆固醇、降低胆固醇在血液中含量的作用，可减少糖尿病的患病风险。黑豆中的粗纤维能促进消化，防止便秘的发生，调节血糖的代谢，特别适合糖尿病患者食用。

贴心叮咛

❶ 选购黑豆时应以颗粒饱满、质地坚实、个大均匀、乌黑光亮者为佳。

❷ 黑豆炒熟后，热性大，多食易上火，故不宜多食。

❸ 易生热性疾病。黑豆芽及皮、叶、花均可入药治病，黑豆皮中药称“料豆衣”或“豆衣”，有解毒利尿作用；黑豆芽称“大豆卷”，能清热解毒，水煎服，可治风湿性关节疼；黑豆叶捣烂外敷可治蛇咬伤；黑豆花能治目翳。水煎黑豆汁饮之，可解巴豆中毒。

❹ 黑豆与甘草配伍煎汁饮用，适宜各种食物或药物中毒者。

❺ 黑豆不宜与蓖麻子、厚朴配伍食用。

专家推荐对症食疗方

黄精黑豆汤

材料 干黄精、黑豆各30克。

调料 蜂蜜适量。

做法

1. 把黄精、黑豆分别洗净，入清水中浸泡 10 分钟备用。
2. 将上述材料倒入砂锅内，加适量水，用小火慢炖 2 小时，倒入碗内，凉至温热时调入蜂蜜即可。

营养解析 本品可消肿下气，润肺燥热，适宜于食多易饥、形体消瘦的糖尿病患者食用，糖尿病恢复期，也可用此方进行调养。注意：中寒泄泻及痰湿痞满者禁服黄精。

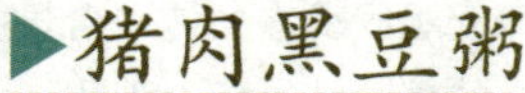

猪肉黑豆粥

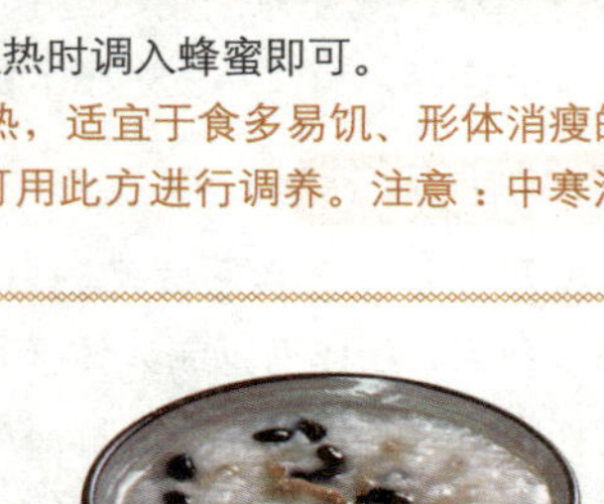

材料 猪肉、大米各50克，黑豆15克。

调料 盐、味精各适量。

做法

1. 将猪肉洗净，切块；大米淘洗净备用。
2. 将猪肉与黑豆一同放入锅内，加水适量，置大火上烧沸，再改用小火炖熟，然后放入大米煮粥，加入盐、味精调味即可。

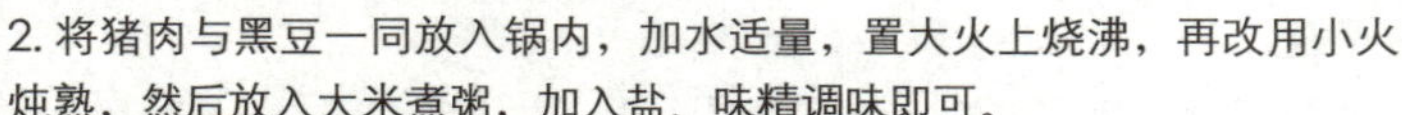

营养解析 本品具有滋补肾精之功效，适用于各型糖尿病患者。

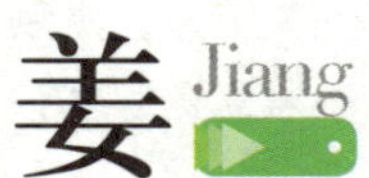

姜 Jiang

嫩姜可腌渍酱菜，老姜多用作日常调料。老姜品质好，姜辣素含量高，故有“姜还是老的辣”之说。姜有较高的药用价值，有“医家之圣药”的美誉，俗话说“冬吃萝卜夏吃姜，不劳医生开药方”。

降糖功效

姜中的姜辣素进入人体后，会产生一种抗氧化酶，能够抗衰老。姜的提取物能刺激胃黏膜，引起血管运动中枢及交感神经的反射性兴奋，促进血液循环，振奋胃功能，达到健胃止痛、发汗解热的作用。姜的挥发油能增强胃液的分泌和肠壁的蠕动，从而帮助消化，调解血糖代谢，明显降低血糖，减少糖尿病的并发症。

贴心叮咛

❶ 选购生姜时应以修整干净、不带泥土或毛根、不烂、无蔫萎、无虫伤、无受热或受冻现象的为佳。

❷ 阴虚内热及邪热亢盛者忌食。

❸ 腐烂的姜会产生一种毒性极强的物质黄樟素，可使肝细胞变性坏死，进而诱发肝细胞癌变。因此，烂生姜不可食用。

❹ 姜性热，酒性辛温，两者同食易损伤脾胃。

❺ 红糖、生姜煮汤热服，可发汗驱寒，用于感受寒邪所致的风寒感冒。羊肉补阳，干姜温中驱寒，两者配伍可驱散寒邪，用于虚寒腹痛者。

专家推荐对症食疗方

姜盐茶

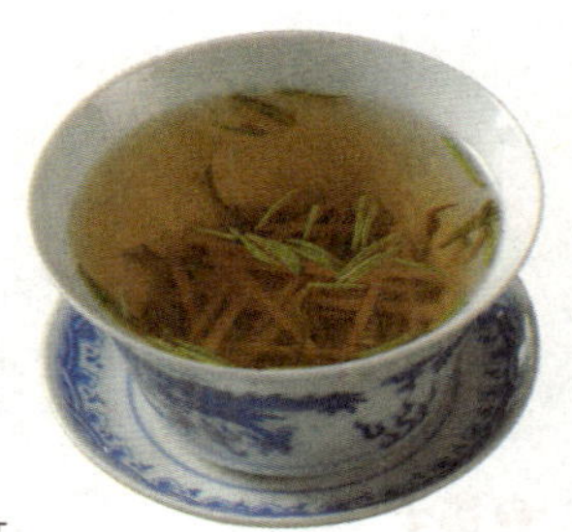

材料 鲜姜2克，绿茶6克。

调料 盐适量。

做法

1. 鲜姜洗净，切丝备用。
2. 将鲜姜、盐、绿茶入锅内，加水煎汁即可。

营养解析 茶味甘、苦，性凉，有清利明目、生津止渴、解腻消食、解毒止痢的功效；常饮此茶，可清热润燥，适宜于糖尿病之口渴多饮和烦躁尿多者食用。

糖尿病患者必须远离的食材

❶ 爆米花

爆米花性燥助火，易伤阴，因此阴虚火旺型的糖尿病患者不宜食用。另外，爆米花属淀粉类食物，含糖量比较高，因此糖尿病患者应少吃。

❷ 糯米

糯米含糖量很高，在体内易水解成葡萄糖，而导致血糖升高，因此糖尿病患者应少吃。

❸ 锅巴

为烧饭时所起的焦锅巴，不仅易香燥助火，而且含糖量也很多，因此糖尿病患者应忌食。

❹ 红薯

红薯中含糖量比较高，尤其所含的糖分主要是麦芽糖和葡萄糖，极易引起血糖升高，因此糖尿病患者不宜食用。

❺ 芋头

由于芋头中含有大量的淀粉，每100克芋头中可含有69.6克的淀粉，而淀粉在体内易转化为葡萄糖，从而导致血糖升高，因此糖尿病患者应忌食。

❻ 梨

梨虽然含水分较高，能够止消渴，但由于梨中含有大量的糖分，且多是葡萄糖、果糖和蔗糖，极易引起体内的血糖波动，因此血糖升高者忌食。

❼ 桃子

桃子性温热，多食会伤脾助热，而血糖升高者常会伴有痈疖症状，从而加重病情，另外，桃子中含有大量的糖分，且所含糖分主要是葡萄糖、果糖、蔗糖及木糖等，多吃会引起血糖值升高，因此糖尿病患者切勿食用。

⑧ 橘子

橘子虽然能生津、润肺、止渴、润燥，但这种止消渴的功效并不适用于糖尿病所致的消渴症状，只是适用于热病、炎热、饮酒所致的烦渴，而且橘子中富含葡萄糖、果糖及蔗糖等糖分，多食会升高血糖而加重糖尿病的病情。

⑨ 柿子

柿子中含糖量较高，且主要是葡萄糖、蔗糖、果糖等，每百克熟柿中含糖可达5～20克，尤其是柿饼中的含糖量更高，因此糖尿病患者宜少吃或不吃。

⑩ 大枣

鲜枣虽能益气补血，但其含糖量也很高，鲜枣中的含糖量可达26%～36%，而干枣中的含糖量能高达60%以上。因此，糖尿病患者切勿多食。

⑪ 椰子汁

椰子汁虽有清热、解暑、生津、止渴的作用，但仅限于暑热、发热所致的烦渴，可对于糖尿病所致的口渴却没什么效果，甚至有增渴的效果。这是因为，椰子汁中含葡萄糖、果糖及蔗糖较高，多食会加重病情，增高血糖。

⑫ 樱桃

樱桃性温热甘涩，多食易导致内热积存，因此糖尿病患者应忌食。

⑬ 龙眼肉

桂圆肉性质温热，易助热上火，从而导致糖尿病病情加重。另外，龙眼肉中含糖比较丰富，尤其是葡萄糖、蔗糖含量更高。因此，糖尿病患者应忌食。

⑭ 葡萄

葡萄中含有大量的糖分，尤其主要含有葡萄糖，易被人体直接吸收，而葡萄干含糖则更高，多吃易导致血糖升高，再加上多吃葡萄易生内热，而加重烦渴的症状，因此糖尿病患者应忌食葡萄。

⑮ 无花果

无花果不仅含糖量丰富，而且多为易被人体吸收利用的葡萄糖和果糖，而且无花果还能开胃、助消化、增加食欲，从而能够增加食物的摄取量，从而促进血糖升高，因此糖尿病患者应忌食。

⑯ 芒果

芒果含糖丰富，多食会引起血糖升高，因此糖尿病患者应忌食。

⑰ 甘蔗

甘蔗虽能清热生津止渴，但由于其含有大量的糖分，尤其是易被人体消化吸收的蔗糖、葡萄糖和果糖，多吃对血糖的控制极为不利，因此糖尿病患者应禁食。

⑱ 荸荠

由于荸荠中含大量的糖分和淀粉，尤其是淀粉含量更高，而淀粉在体内又会转化为葡萄糖，因此糖尿病患者应少吃或者不吃。

⑲ 西瓜

西瓜虽能清热、除烦、止渴，但并不能改善糖尿病所致的消渴症状，而且由于西瓜含糖量比较高，多吃还会导致血糖升高，从而加重病情。

⑳ 人参

人参性温热，多食有助热上火动血的弊端，而糖尿病患者多为阴虚内热、干渴多饮体质，多吃会加重病情。

㉑ 辣椒

辣椒虽然含糖量不高，但由于其属辛辣刺激性食物，且性大热，多食易伤阴助火，而糖尿病患者多为阴虚内热型体质，多吃会加重症状。因此，糖尿病患者应禁食。

㉒ 花椒

性温热，味辛辣，多吃极易助热上火，耗气伤阴，而糖尿病患者多为阴虚内热型体质，多吃会加重症状。因此，糖尿病患者应禁食。

特殊情况 如何通过饮食调节

❶ 低血糖

任何糖尿病患者，不管应用口服降糖药还是胰岛素，均可能发生低血糖症。低血糖症是糖尿病治疗过程中最常见，也是比较危险的并发症。低血糖症状出现是当静脉血浆浓度低于2.8毫摩尔每升时，出现的一系列症状。

糖尿病患者为了预防可能出现的低血糖症状，需要随身携带一些糖果类等能迅速升高血糖的食物。如果出现疑似低血糖的症状时应尽快食用，避免血糖波动对人体造成的危害。另外，如果糖尿病患者某日活动量超过平时比较多，要随时调整自己的饮食量，避免出现低血糖。

❷ 外出

外出用餐时不要忘记携带降糖药物或胰岛素，按时服用。掌握好吃饭时间，仍然要定时、定量，才能保证血糖稳定，防止低血糖的发生。

饮酒要适度，必须饮酒时应尽量选择低度的啤酒或葡萄酒，并适量饮用，切记不要过量，不要空腹饮酒。

遵循膳食平衡的原则选择食物。

尽量避免食用高能量、高脂肪的食物，可选择蔬菜、水果代替。

❸ 赴宴

有的糖尿病患者参加宴会后常常会发现血糖控制得不理想。原因是宴席上肥甘厚味的食物较多，非常诱人，容易吃过量。糖尿病患者的饮食是有计划的，所以糖尿病患者应尽量少出席或不出席宴会。实在推辞不掉时要做到：

先看清宴席菜单上都有哪些食物，知道哪些是自己可以吃的，吃多少合适；哪些是不可以吃的，尽量避免食用。

❹ 吃自助餐

吃自助餐的基本原则与“赴宴”相同。

由于自助餐特殊的就餐形式，糖尿病患者要注意每次取餐的量，做到心中有数，总量不要超标。

糖尿病
特效穴位按摩

糖尿病按摩的注意事项

❶ 按摩前要将有碍操作的物品预先摘掉，如戒指、手表、手镯、手链、项链等。

❷ 按摩前要注意清洁双手，要修整指甲、热水洗手，并且在按摩前要搓热双手，以免手太凉而导致被按摩者感到不适。

❸ 按摩要在环境安静、空气流通、温度适宜的室内进行。

❹ 下肢出现溃疡的糖尿病患者不要做按摩，否则会扩大溃疡面，加重病情。

❺ 使用按摩器时应注意循序渐进，初次使用时，最好先试10分钟，如果身体没有出现什么不适感，再适当延长按摩时间，每次以20分钟为宜，最多不能超过30分钟。

❻ 妊娠糖尿病患者或者糖尿病患者处于月经期时，在进行按摩时注意避免按摩肩井、合谷、三阴交、昆仑等穴位以及小腹、腰骶部位，以防早产、流产、月经紊乱等不良反应发生。

❼ 当糖尿病患者并发有严重的心、肝、肾等疾病时，最好不要进行按摩，或者在医生指导下进行按摩。

❽ 不要吃过饭后立即进行按摩，应在饭后2小时后再进行。

❾ 在进行腹部、肾区按摩时，应先提前排空小便，以免在按摩时导致尿失禁。

❿ 在按摩时，应宽衣松带，保持全身肌肉放松，呼吸自然，尤其是在对四肢、躯干、胸腹按摩时最好能直接作用于皮肤，以提高按摩的效果。

⑪ 在进行按摩时应根据部位选择不同的按摩手法，如当按摩面积较大的部位时，可用大鱼际或手掌部进行按摩；当按摩面积狭小的部位，可用手指指腹按摩。

⑫ 按摩时应注意控制时间，每次以20～30分钟为宜，每日可做1～2次，按摩次数以12次为一疗程。

⑬ 在进行按摩时应注意掌握节奏，采取循序渐进的方法进行，可由少至多，由轻至重，由慢至快，由浅入深，量力而行，切勿用力过大。

⑭ 用按摩的方式治疗糖尿病并不是朝夕即可见效的疗疾方法，需要糖尿病患者持之以恒地每日坚持按摩，才能见效。

特效穴位按摩

massage.01

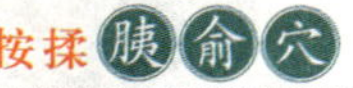

按揉胰俞穴

【位置】 在背部，当第 8 胸椎棘突下，左右两横指宽处。

【按摩方法】 两手握拳，用中指的掌指关节突起点于胰俞穴，顺时针按揉约 2 分钟，以局部酸胀感为度。

【功效】 增强胰腺功能，促进胰腺分泌胰岛素，抑制血糖升高，对糖尿病和急、慢性胰腺炎有很好的缓解效果。

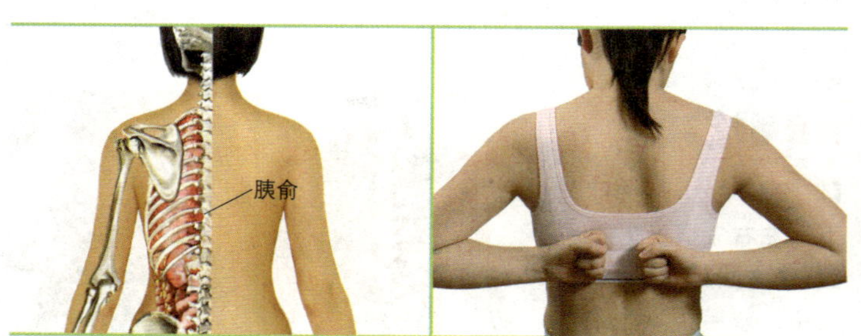

massage.02

点揉太溪穴

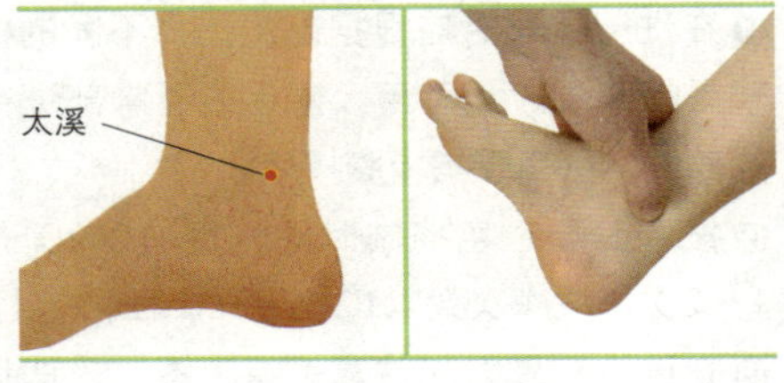

【位置】内踝正后方凹陷中。

【按摩方法】按摩者用手握住被按摩者踝部，用拇指点压太溪穴约 1 分钟，然后顺时针方向按揉 1 分钟，逆时针方向按揉 1 分钟，以局部有酸胀感为佳。

【功效】按摩太溪穴在补肾阴的同时也能补肺阴，可改善糖尿病所致的并发症，如高血压、失眠、月经不调、遗精、阳痿、小便频数等。

massage.03

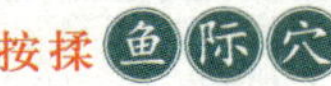

按揉鱼际穴

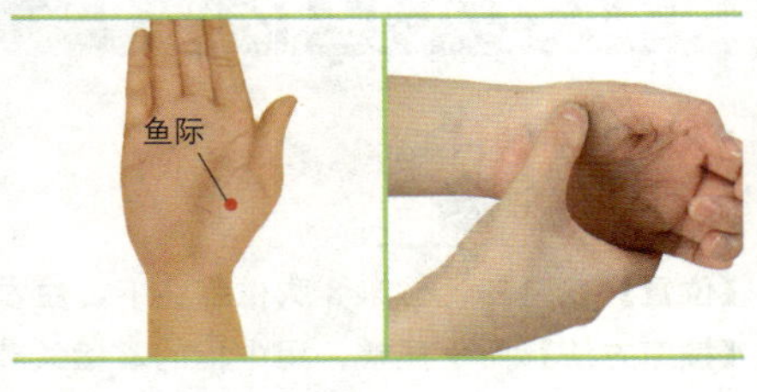

【位置】掌心向上，在大鱼际肌肉最丰厚处。

【按摩方法】用一手拇指按于另一手鱼际穴，顺时针方向按揉 2 分钟，以酸胀感向上窜为最佳效果。

【功效】按摩鱼际穴可以滋阴降火，以降肺上的燥热，改善糖尿病所致的烦渴症状。

massage.04

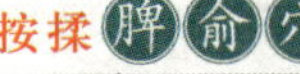

按揉脾俞穴

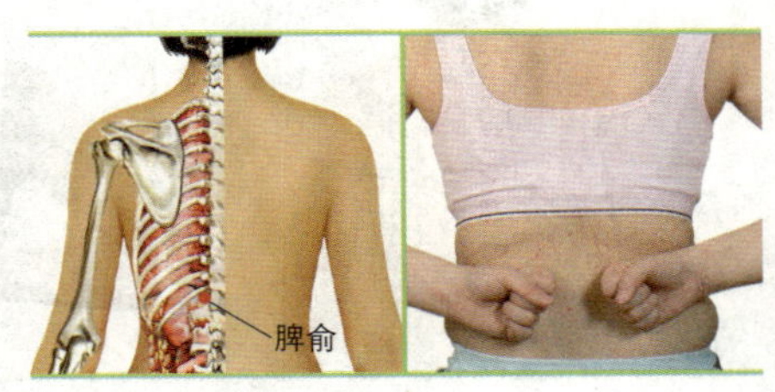

【位置】第 11 胸椎棘突下，左右 2 横指宽处。

【按摩方法】取坐位或立位，双手中指分别按于两侧脾俞穴（拇指附着在肋骨上），用力按揉 30 ～ 50 次；或握拳用食指掌指关节突按揉穴位；或握空拳揉擦穴位 30 ～ 50 次，擦至局部有热感为佳。

【功效】 经常按揉可增强脾脏的功能，促进消化吸收，减少血中血糖的数值，糖尿病患者可经常进行按揉。

massage.05

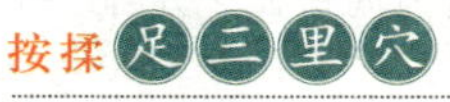

【位置】 胫骨外侧，在膝眼下方约4横指宽处。

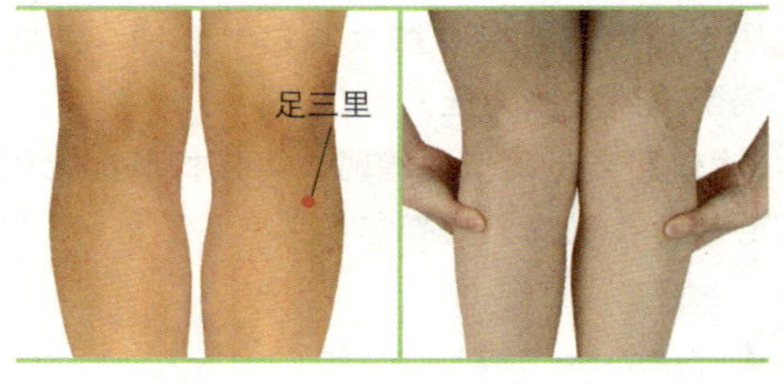

【按摩方法】 取坐位，用双手拇指按于两侧足三里穴，其余 4 指附于小腿后侧，顺时针方向按揉 2 分钟。

【功效】 经常按摩可改善糖尿病所致的腹泻、食欲不振、贫血、低血压等症。

massage.06

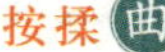

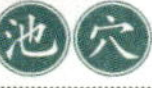

【位置】 屈曲肘关节，在肘横纹的外侧头。

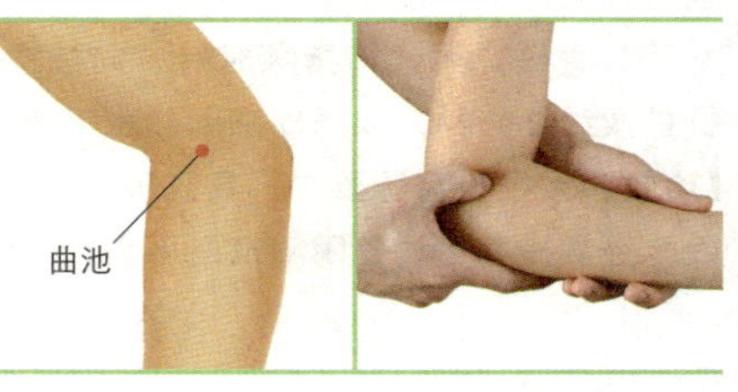

【按摩方法】 按摩者左手托住被按摩者手臂，用右手拇指顺时针方向按揉曲池穴 2 分钟，然后逆时针方向按揉 2 分钟，左右手交替，以局部感到酸胀为佳。

【功效】 经常按摩曲池穴具有促进肾上腺髓质分泌功能的作用，可使多数空腹正常人的血糖升高，因此当出现低血糖症状时，按摩此穴可使血糖升高。

massage.07

按揉太冲穴

太冲

【位置】脚背面，第1、2脚趾根部结合处后方的凹陷处。

【按摩方法】取坐位，用大拇指或食指点按太冲穴半分钟，再顺时针方向按揉2分钟，以局部感到酸胀为佳。

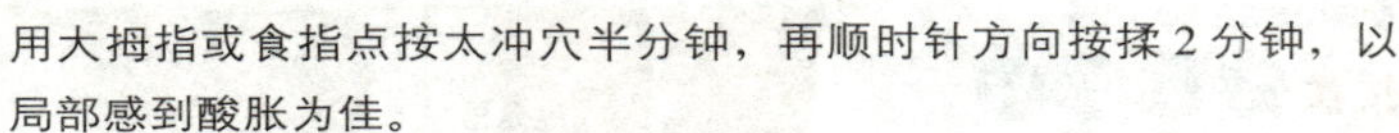

【功效】当出现低血糖时，可按揉肝经上的太冲穴，可改善心跳快、心慌、头胀痛、头晕等症。

massage.08

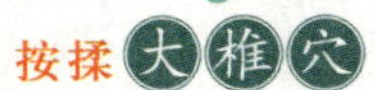

按揉大椎穴

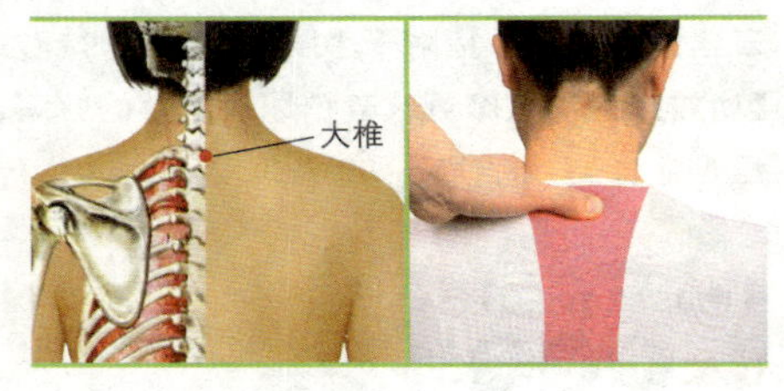

【位置】颈椎根部，第7颈椎下缘，鼓起最明显骨头的下缘。

【按摩方法】被按摩者取坐位、低头，按摩者站于其身后，用大拇指顺时针方向按揉大椎穴约2分钟，然后逆时针按揉约2分钟，以局部感到酸胀为佳。

【功效】大椎为督脉要穴，具统摄诸阳、调节人体阴阳气血的作用，因此经常按摩可调整阴阳气血平衡，达到平衡血糖的作用。

massage.09

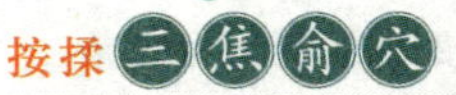

按揉三焦俞穴

【位置】腰部，第1腰椎棘突下旁开2横指宽处，左右各一穴。

【按摩方法】被按摩者俯卧，按摩者用两手大拇指顺时针方向按揉三焦俞约2分钟，然后逆时针方向按揉约2分钟，以局部有酸胀感为佳。

【功效】经常按摩此穴调节全身水液代谢，对改善糖尿病并发肾脏疾病所致的全身水肿、尿频、尿急、尿潴留、腰痛等症有很好的效果。

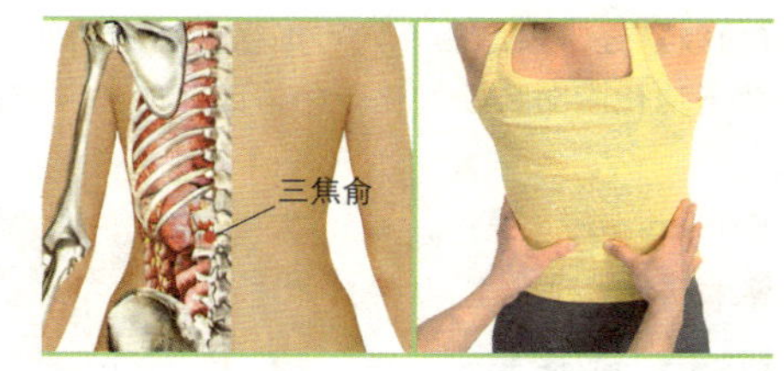

massage.10

按揉膈俞穴

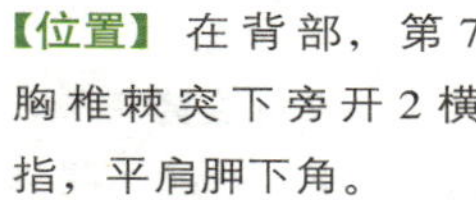

【位置】在背部，第 7 胸椎棘突下旁开 2 横指，平肩胛下角。

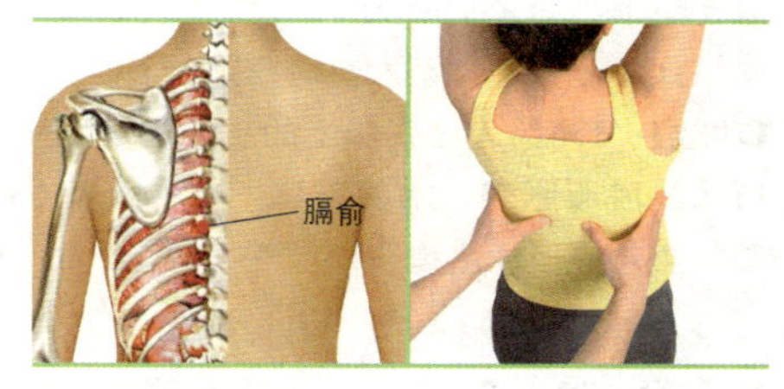

【按摩方法】被按摩者俯卧位，按摩者用两手拇指顺时针方向按揉双侧膈俞穴约 2 分钟，然后逆时针方向按揉约 2 分钟，以局部按压有酸胀感为宜。

【功效】膈俞穴为膀胱经的要穴，具有理气宽胸，活血通脉的作用，经常按摩可调节人体的水液代谢,对改善糖尿病所致的烦渴症状十分有效。

massage.11

点揉胆俞穴

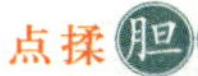  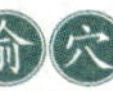

【位置】在背部，第 10 胸椎棘突下旁开2横指。

胆俞

【按摩方法】取坐位或立位，两手握拳，用 4 指掌指关节突起部点揉胆俞约 2 分钟，以局部有酸胀感为佳。

【功效】经常按摩胆俞穴可增强胆腑的功能，由于胆腑释放胆汁，有助于消化脂肪和碳水化合物，因此能够调节体内的血糖水平。

massage.12

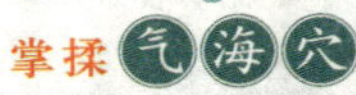

【位置】肚脐直下约2横指宽处。

【按摩方法】双掌交叠，放于气海穴，顺时针方向按揉2分钟，揉至发热时疗效佳。

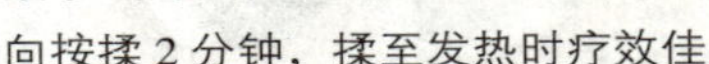

【功效】气海为人体任脉上的主要穴道之一，经常按摩可改善糖尿病所致的脘腹胀满、水谷不化、夜尿频多、遗精、阳痿、月经不调、脏气虚惫、形体羸瘦、四肢乏力等症。

massage.13

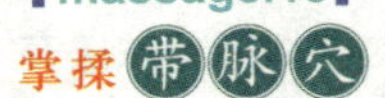

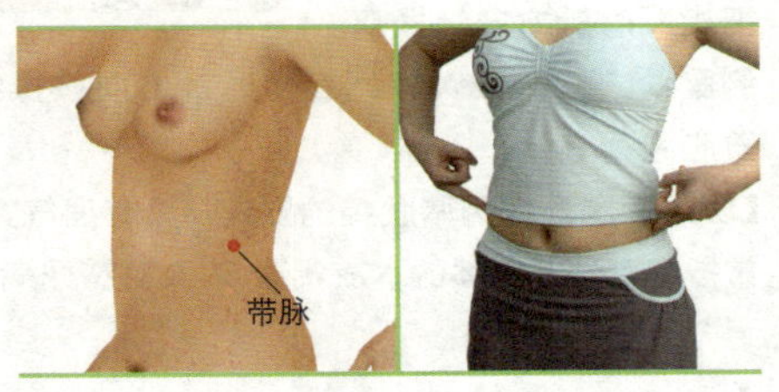

【位置】在第11肋骨游离端直下,与肚脐水平处。

【按摩方法】取仰卧位或坐位，两手中指分别按于两侧带脉穴处，顺时针方向按揉2分钟，以酸胀为度。

【功效】带脉为人体奇经八脉之一，具有加强各经脉之间的联系的作用，经常按摩可改善周身的血液循环，调节体内血糖平衡。

massage.14

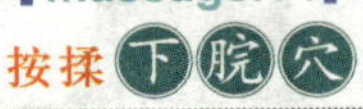

【位置】前正中线上，肚脐往上约3横指宽处取穴。

【按摩方法】被按摩者仰卧，按摩者用拇指或中指按压下脘穴约半分

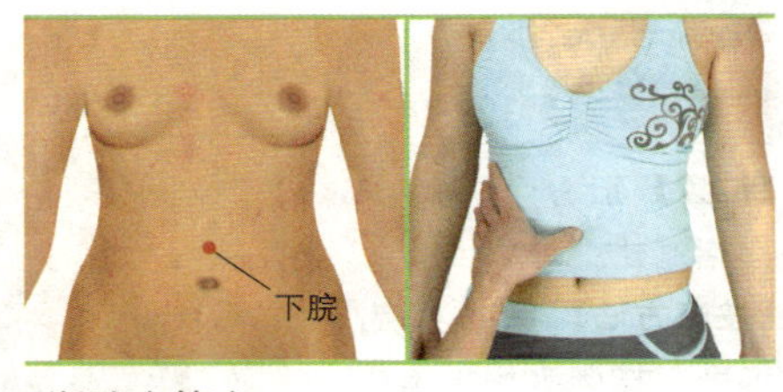

钟，然后顺时针按揉约2分钟，以局部感到酸胀为佳。

【功效】此穴具有健脾和胃、疏导水湿的功效，经常按摩可改善糖尿病所致的食谷不化、虚肿、日渐消瘦等症。

massage.15

按揉巨阙穴

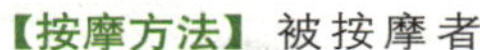

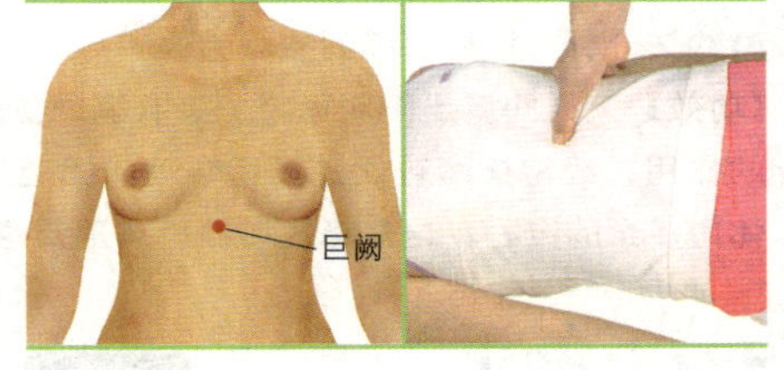

【位置】位于腹部，左右肋弓相交之处，再向下约2横指宽处。

【按摩方法】被按摩者仰卧，按摩者用食指或中指按压巨阙穴约半分钟，然后顺时针方向按摩约2分钟，以局部感到酸胀并向整个腹部放散为佳。

【功效】经常按摩巨阙，可以加强胰脏功能，增强其分泌胰岛素的能力，从而改善体内的血糖水平。

massage.16

点按天突穴

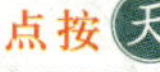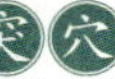

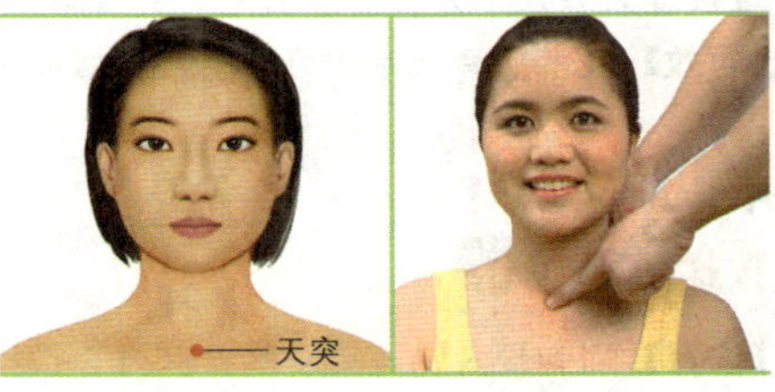

【位置】颈部前正中线上，胸骨上窝凹陷的中央。

【按摩方法】被按摩者仰头，按摩者用中指点按天突穴约2分钟，力度以不影响呼吸为宜。

【功效】天突为任脉上的要穴，经常按摩可打通任脉，促进气血循环。

massage.17

按揉天枢穴

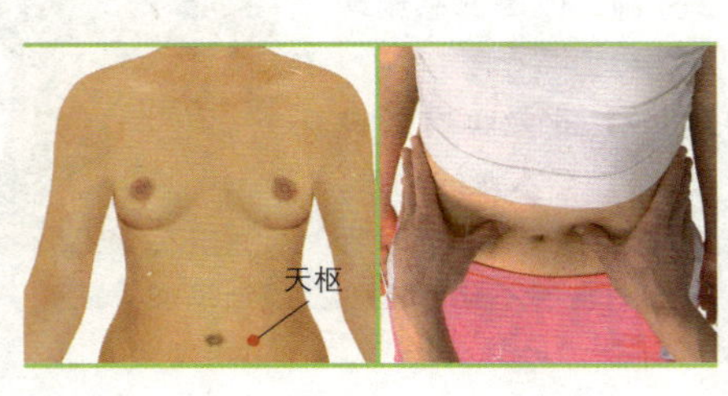

【位置】肚脐两侧约3横指宽处。

【按摩方法】被按摩者仰卧，按摩者用拇指或中指按压天枢穴约半分钟，然后顺时针方向按摩约2分钟，以局部感到酸胀为佳。

【功效】天枢穴属足阳明胃经，具有调理胃肠、消炎止泻、通利大便的作用，经常按摩可促进肠胃蠕动，促进排便，从而帮助人体排出体内多余的废物，这对稳定血糖具有重要意义。

massage.18

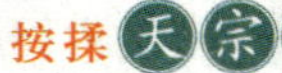

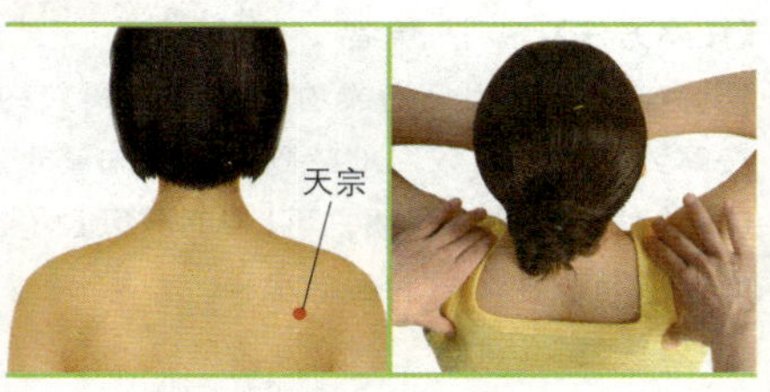

【位置】两手食指、中指、无名指、小指搭在被按摩者肩膀上，拇指自然向下,拇指指端所指部位。

【按摩方法】被按摩者坐位或俯卧，按摩者两手拇指先顺时针方向轻轻按揉天宗穴1分钟，然后逆时针方向按揉1分钟。

【功效】经常按摩天宗穴可防止糖尿病并发脑血管意外。

massage.19

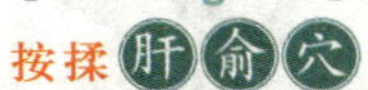

【位置】肩胛骨内侧，第9胸椎旁开2横指。

【按摩方法】取坐位，两手握拳，用4指的掌指关节突起部点揉肝俞穴，同时向下移动用劲，约2分钟。

【功效】经常按摩可改善糖尿病所致的腰背痛、烦躁易怒、神经衰弱、失眠等症。

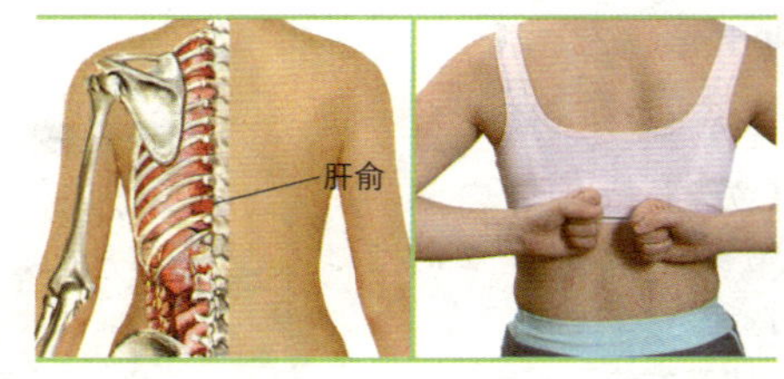

massage.20

按揉中脘穴

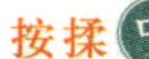
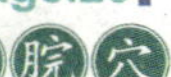

【位置】胸骨下端和肚脐连接线中点处。

【按摩方法】取坐位或仰卧位，用食指或中指向下按压中脘穴半分钟，然后做顺时针方向按揉约 2 分钟，以局部有酸胀感为佳。

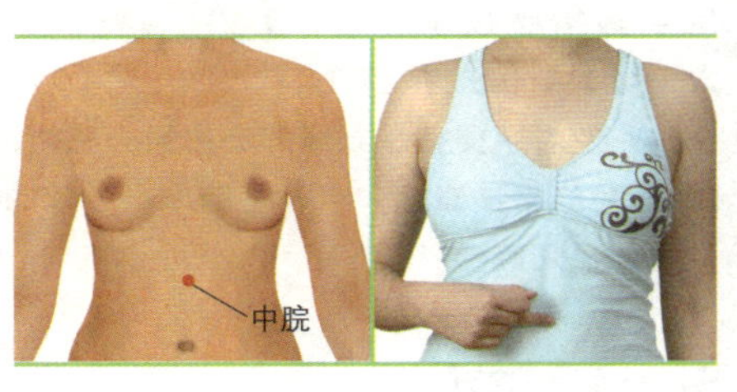

【功效】经常按摩除有利于通便，帮助排出体内的废物外，还能帮助改善糖尿病所致的目眩、耳鸣、神经衰弱等症。

massage.21

掐按神门穴

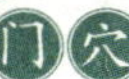

【位置】掌心向上，腕关节靠小指侧之腕横纹上。

【按摩方法】一手拇指尖掐按对侧神门穴约 1 分钟，左右手交替进行，以局部有酸胀感为佳。

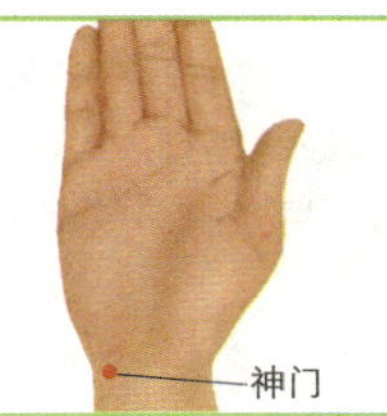

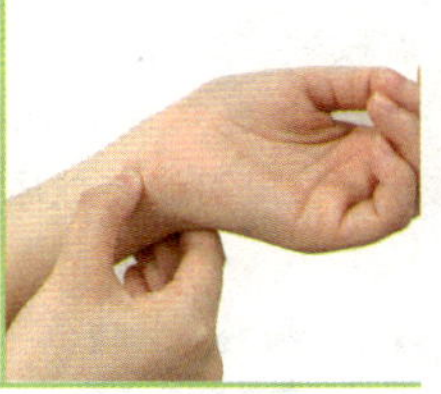

【功效】经常按摩可改善糖尿病所致的失眠、多梦、心慌、心悸、神经衰弱等症。

massage.22

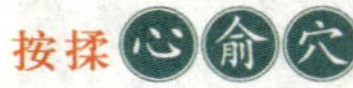

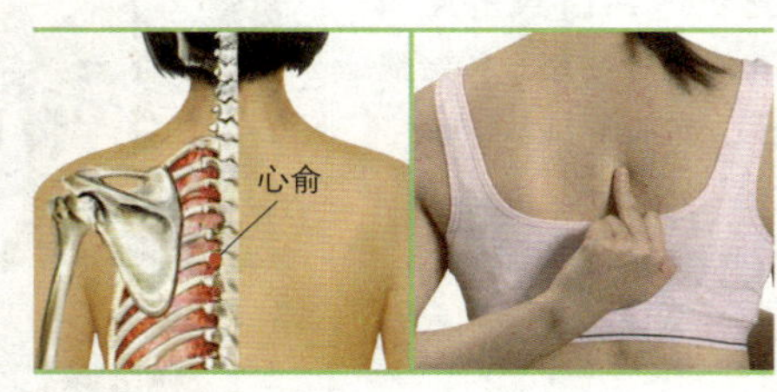

【位置】肩胛骨内侧，第 5 胸椎下旁开 2 横指宽处。

【按摩方法】取坐位，用中指指腹按于心俞穴，顺时针方向按揉 2 分钟，左右手交替，以局部产生酸胀感为佳。

【功效】经常按摩此穴可改善糖尿病所致的心慌、心悸气短、失眠、健忘、盗汗等症。

massage.23

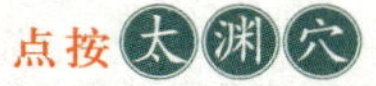

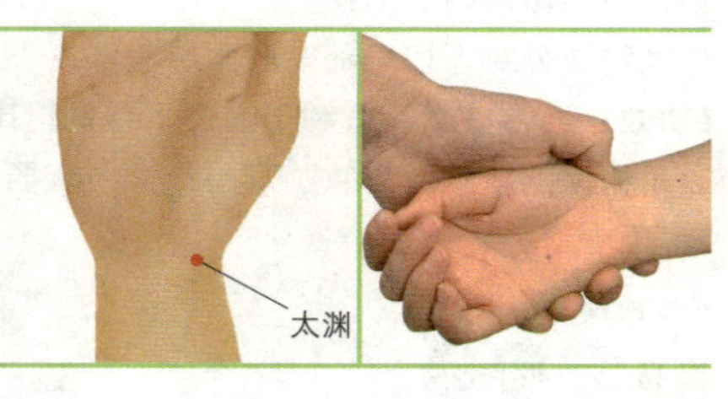

【位置】腕横纹上，桡动脉搏动处。

【按摩方法】按摩者用左手托住被按摩者前臂，用左手拇指或食指点按被按摩者太渊穴约 2 分钟，到感觉酸胀为止，左右手交替进行。

【功效】此穴是手太阴肺经的原穴，具有补益肺气、通调血脉的作用，经常按摩可改善糖尿病所导致的下肢瘀阻、烦渴、失眠等症。

massage.24

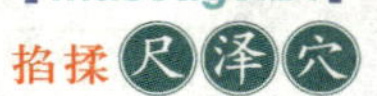

【位置】微屈曲肘关节，在肘横纹上，肱二头肌外侧缘凹陷处。

【按摩方法】取坐位，手臂半屈，用对侧拇指指尖掐按尺泽穴 1 分钟，再顺时针方向揉按 2 分钟，以局部有酸胀感为度。

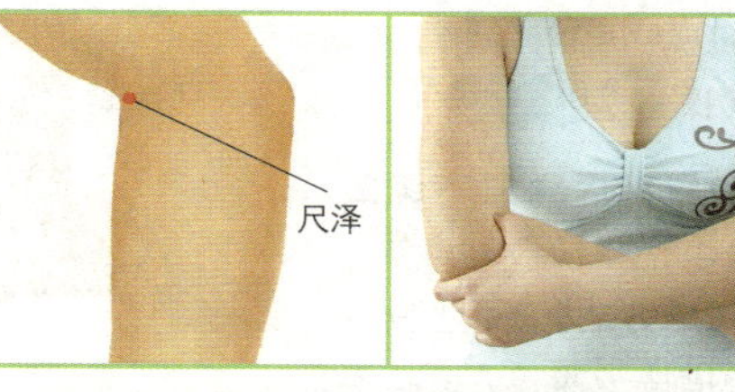

【功效】尺泽为肺经合穴，具有清泄肺热的作用，经常按摩此穴对燥热偏盛所致的糖尿病十分有效。

massage.25

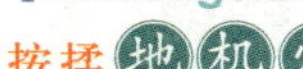

按揉地机穴

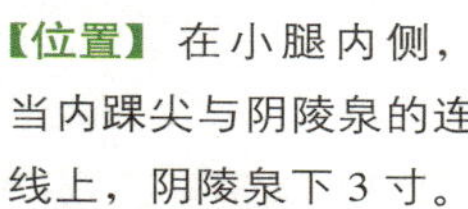

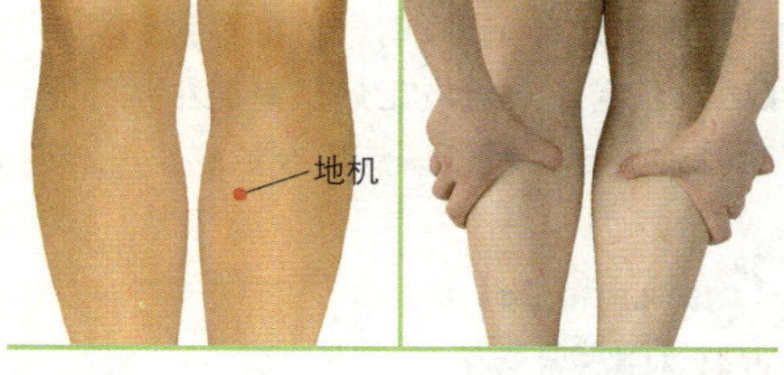

【位置】在小腿内侧，当内踝尖与阴陵泉的连线上，阴陵泉下 3 寸。

【按摩方法】将双手拇指指端分别按于同侧地机穴上，由轻到重，每穴按揉 2 分钟，然后用力按住穴位不动，持续半分钟。

【功效】经常按摩可改善糖尿病并发肾病所致的水肿、小便不利等症，并有止痛的作用，经常按摩能改善糖尿病病足所致的疼痛。

massage.26

推揉劳宫穴

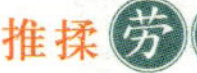

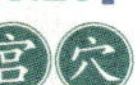

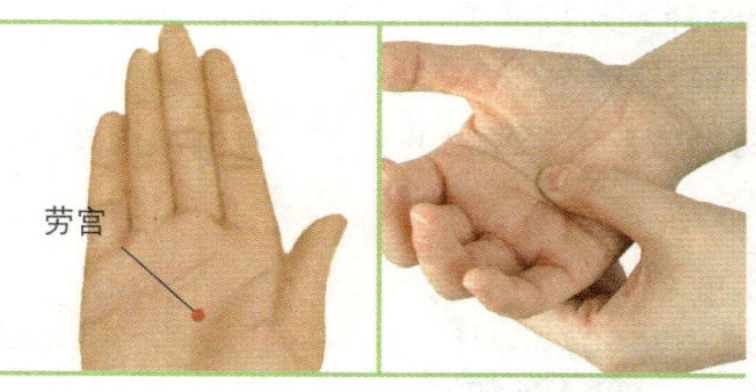

【位置】手握拳时，中指指尖下即是。

【按摩方法】用一手拇指按于劳宫穴，前后、左右方向各推揉劳宫穴 2 分钟，左右手交替，以局部有酸胀感为佳。

【功效】经常按摩可促进手部血液循环，调节新陈代谢，增强手部关节肌肉的灵活性和弹性，防止糖尿病并发神经病变，同时还能改善因低血糖所致的昏迷、头痛等症。

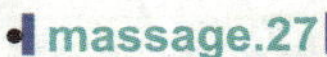

massage.27

点揉商丘穴

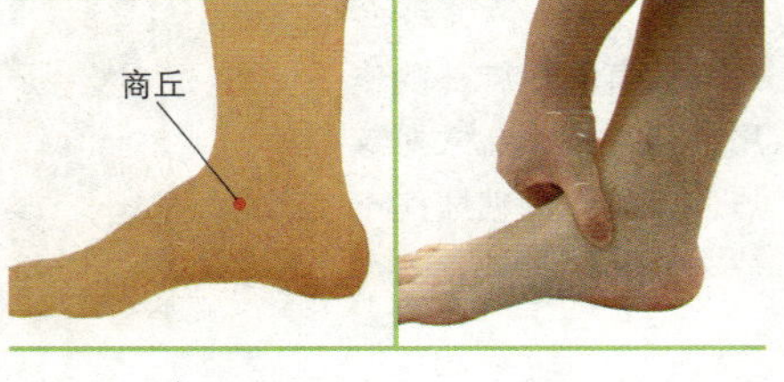

【位置】内踝前下缘凹陷中。

【按摩方法】取坐位，拇指按于商丘穴（其余四指附于足背），顺时针方向按揉约 2 分钟，以局部有酸胀感为度。

【功效】商丘穴对应足底反射区中的下身淋巴反射区，经常按摩可消除各种炎症，对糖尿病所致的感染十分有效。

massage.28

点揉阳池穴

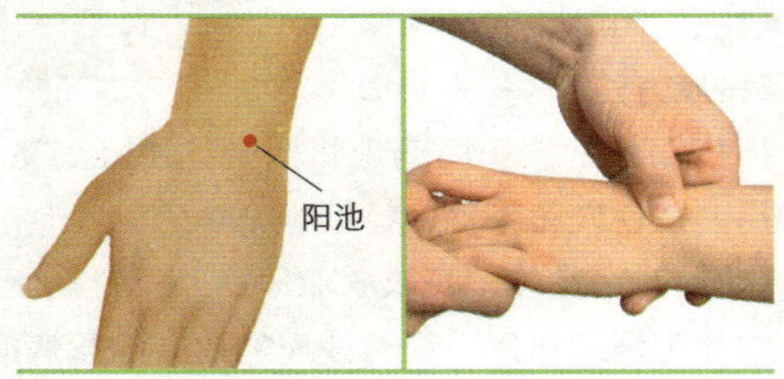

【位置】腕背横纹上，背伸腕关节时手背紧张的肌腱外侧缘。

【按摩方法】按摩者一手托住被按摩者的手，用另一手食指点按阳池穴半分钟，随即按顺时针方向按揉约 1 分钟，然后逆时针方向按揉约 1 分钟，以局部感到酸胀为佳。

【功效】经常按摩此穴可改善糖尿病所致的肢体麻木和关节活动受限等症。

massage.29

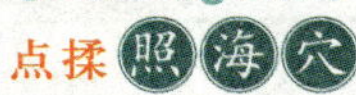

点揉照海穴

【位置】踝关节内侧骨头突起的下缘凹陷中。

【按摩方法】按摩者用手握住被按摩者踝部，用拇指点压照海穴约 1 分钟，然后顺时针方向揉 1 分钟，逆时针方向揉 1 分钟，以局部有酸胀感为佳。

【功效】 经常按摩此穴可改善糖尿病所致的下肢神经病变、咽喉干燥、失眠、嗜卧、惊恐不宁、月经不调、阴痒、小便频数等症。

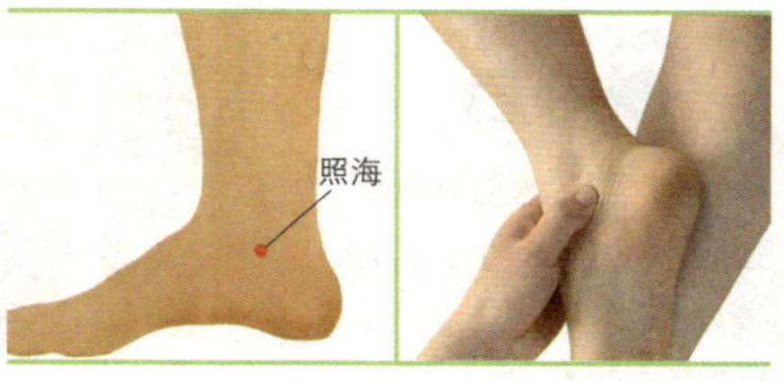

massage.30

按揉肺俞穴

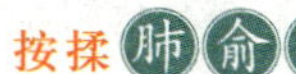

【位置】 肩胛骨内侧，第3胸椎下旁开2横指。

【按摩方法】 取坐位，先用左手掌根搭于右侧肩井穴，中指指尖按右肺俞穴，按揉2分钟，然后换右手照上法按揉左肺俞穴，揉至局部发热为度。

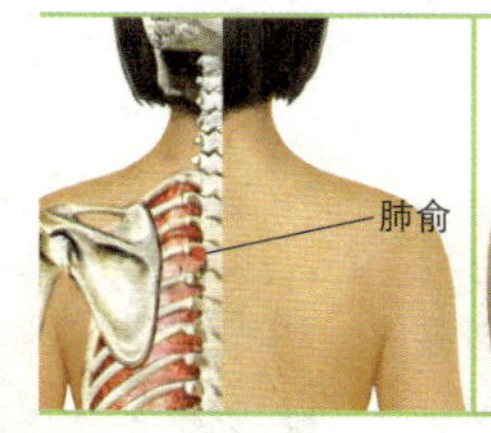

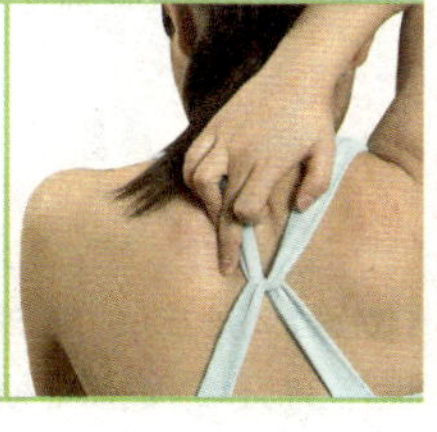

【功效】 经常按摩此穴可改善糖尿病所致的多饮烦渴症状。

massage.31

按揉胃俞穴

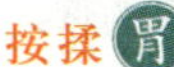

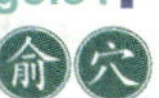

【位置】 背部，在第12胸椎棘突下旁开2横指宽处。

【按摩方法】 被按摩者平躺，按摩者用拇指或中指按压胃俞穴约半分钟，然后顺时针按摩约2分钟，以局部感到酸胀为佳。

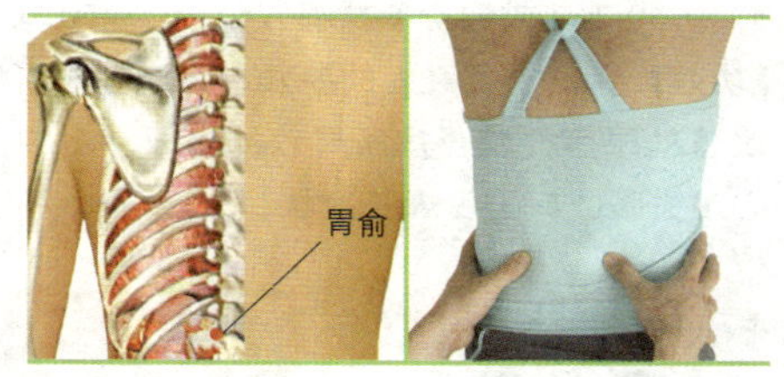

【功效】 此穴具有健脾和胃的作用，经常按摩可改善糖尿病所致的多食易饥症状，同时还能通利大便，促进人体排出体内多余的废物。

massage.32

按揉丰隆穴

【位置】在小腿前外侧，当外踝尖上 8 寸，距胫骨前缘 2 横指。

丰隆

【按摩方法】取坐位，用双手拇指指腹按揉两侧丰隆穴 2 分钟，以酸胀感为度。

【功效】本穴为胃经的重要穴位，经常按摩可促进脂质和糖分代谢，对糖尿病具有良好的治疗效果。

massage.33

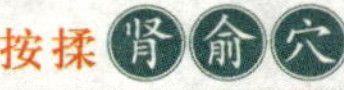

按揉肾俞穴

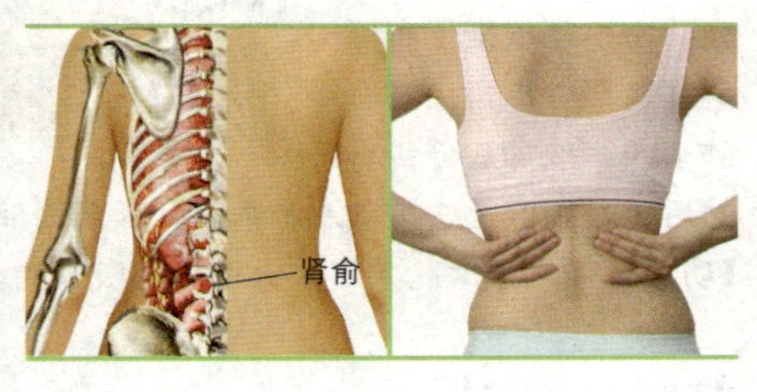

【位置】腰部，第 2 腰椎下旁开 2 横指宽处，左右各一穴。

【按摩方法】取坐位或立位，双手中指按于两侧肾俞穴，用力按揉 30 ~ 50 次；或握空拳揉擦穴位 30 ~ 50 次，擦至局部有热感为佳。

【功效】肾俞是肾经上的要穴，经常按摩可增强肾脏功能，从而帮助改善糖尿病并发肾病所导致的多尿、水肿、腰膝酸软、睡觉出汗、心烦失眠、口干舌燥等症状。

massage.34

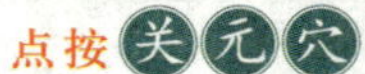

点按关元穴

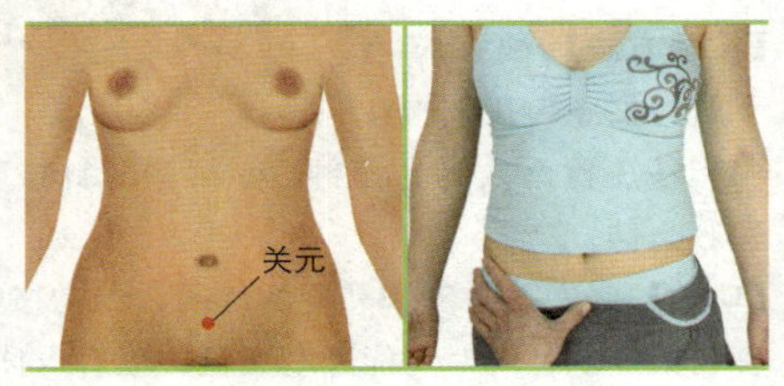

【位置】从肚脐到耻骨上方画一线，将此线 5 等分，从肚脐往下 3/5 处取穴。

【按摩方法】被按摩者仰卧，按摩者站于一旁，用拇指点按关元穴 1 分钟，以局部有酸胀感为宜。

【功效】经常按摩此穴可改善糖尿病所致的性欲减弱、低血压、四肢不温、神经衰弱、失眠症、遗尿、尿频、月经不调、遗精、阳痿等症状。

massage.35

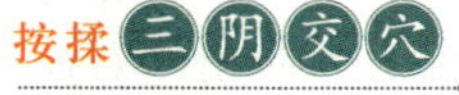

按揉三阴交穴

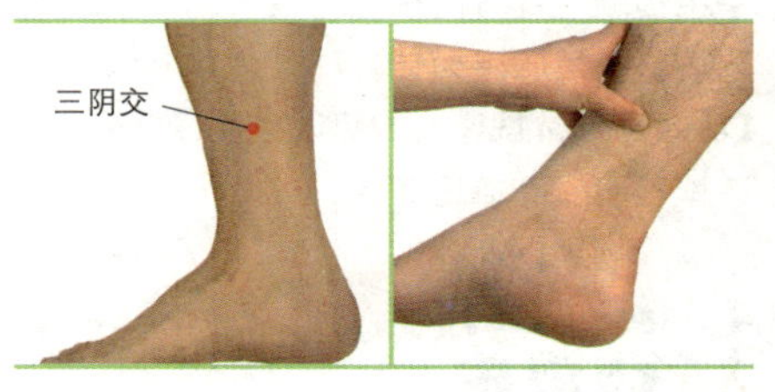

【位置】小腿内侧，内踝尖直上 4 横指，胫骨后缘处。

【按摩方法】被按摩者仰卧，按摩者用拇指顺时针按揉三阴交 2 分钟，然后逆时针按揉 2 分钟。

【功效】经常按摩可改善糖尿病所致的失眠、心悸、心慌、高血压、月经不调、性欲淡漠、遗精等症状。

massage.36

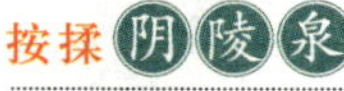

按揉阴陵泉

【位置】膝盖内下侧，胫骨内侧突起的下缘凹陷中。

【按摩方法】取坐位，以拇指指端放于阴陵泉穴处，先顺时针方向按揉 2 分钟，后再点按半分钟，以酸胀为度。

【功效】经常按摩此穴可促进下肢的血液循环，可改善糖尿病所致的下肢坏疽。

massage.37

按揉安眠穴

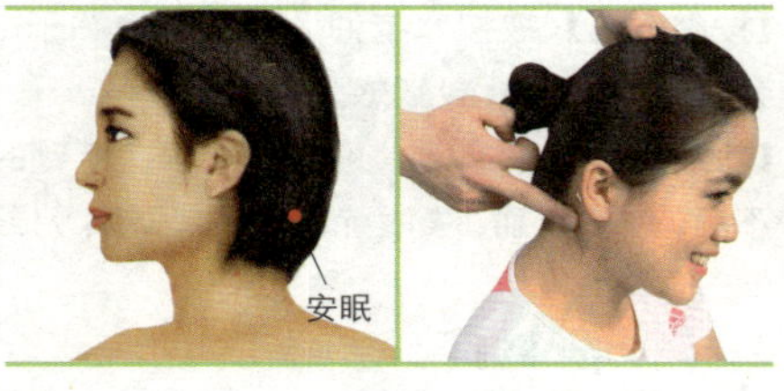

【位置】在颈部，耳后高骨的外后缘。

【按摩方法】被按摩者仰卧位或坐位，按摩者双手中指顺时针方向按揉安眠穴约2分钟，然后逆时针方向按揉2分钟，以局部有酸胀感为佳。

【功效】经常按摩此穴可改善糖尿病所致的失眠、心慌、头痛、烦躁、头晕耳鸣、高血压等症。

massage.38

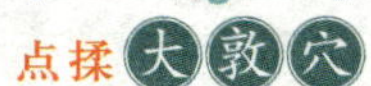

点揉大敦穴

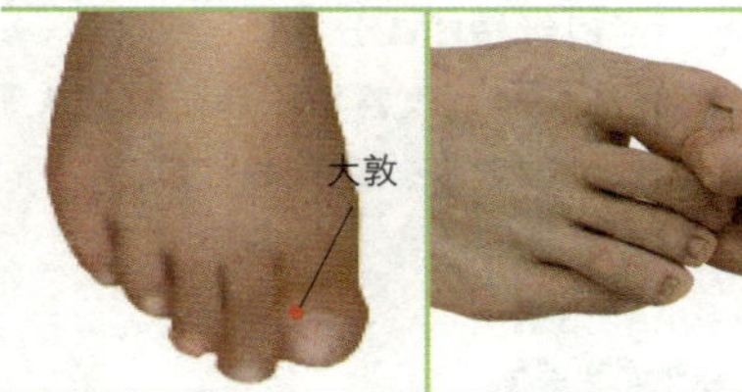

【位置】位于足大趾外侧端，趾甲角根部。

【按摩方法】被按摩者仰卧，按摩者用拇指指甲掐按大敦穴3分钟。

【功效】大敦穴是足厥阴肝经上的主要穴道之一，经常按摩可改善糖尿病所致的情绪烦躁、身体倦怠、眼睛病变等症。

massage.39

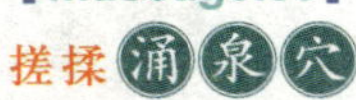

搓揉涌泉穴

【位置】将脚底弓起，脚掌前中1/3凹陷处。

【按摩方法】被按摩者先以温水泡脚后仰卧，按摩者用双手握脚，用大拇指从足跟向足尖搓涌泉穴约1分钟，然后按揉约1分钟，以局部有酸胀感为佳。

【功效】经常按摩可改善糖尿病所致的头昏、失眠、便秘、小便不利、阳强不软、下肢疼痛、下肢肌肉萎缩等症。

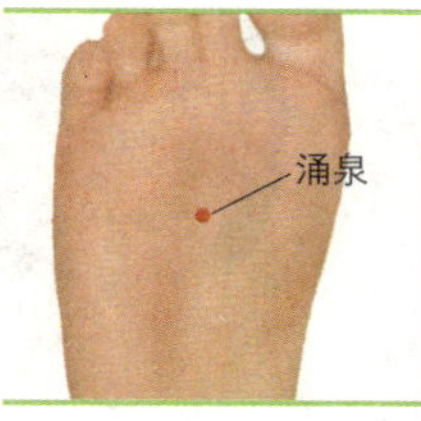

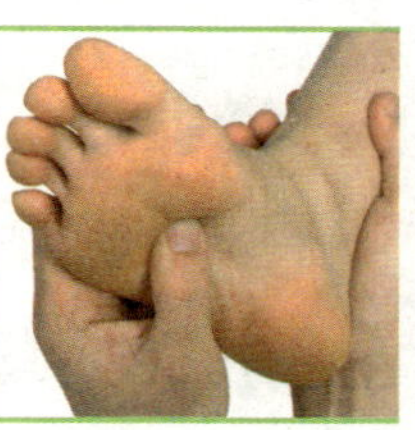

massage.40

点按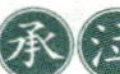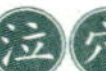

承泣穴

【位置】眼平视，瞳孔正下方，下眼眶边缘上方。

【按摩方法】被按摩者仰卧，按摩者用两手拇指或食指同时点按承泣穴 30 ～ 50 次，以局部有酸胀感为佳，每天 3 ～ 5 次。

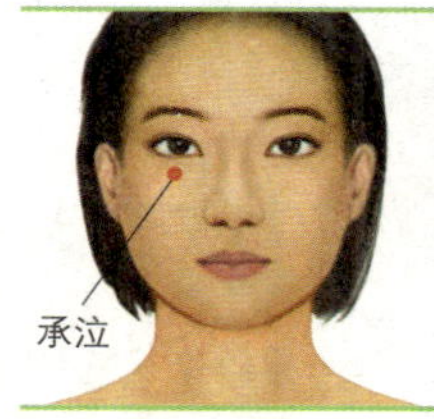

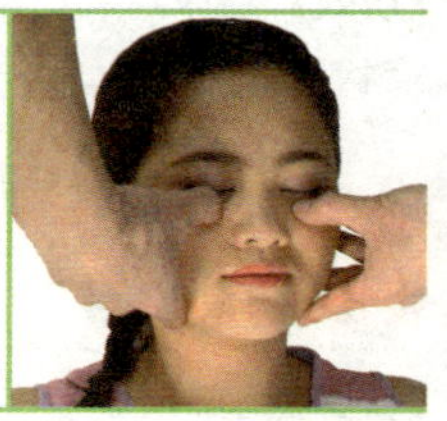

【功效】经常按摩此穴可改善糖尿病所致的眼部病变，如视网膜病变、白内障等。

massage.41

按揉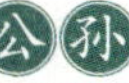

公孙穴

【位置】在足内侧缘，当第一跖骨基底部的前下方。

【按摩方法】取坐位，用拇指指端顺时针方向按揉公孙穴 2 分钟，再点按半分钟，以局部酸胀为度。

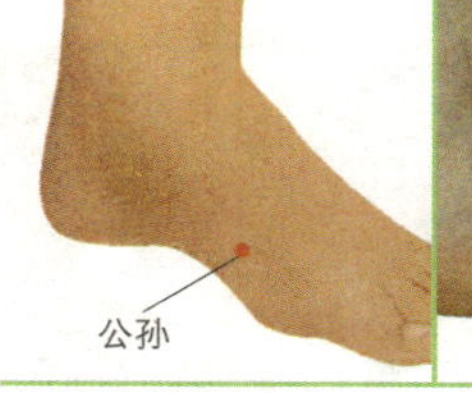

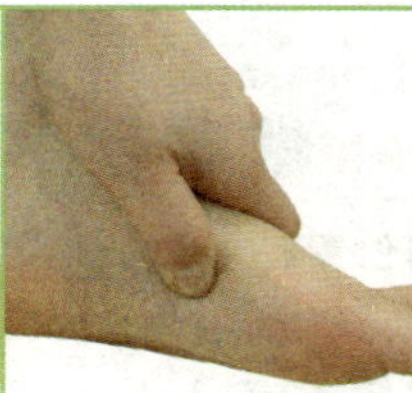

【功效】公孙穴是足太阴脾经的络穴，八脉交会穴之一，通于冲脉，按揉此穴有健脾强胃助消化的作用，可改善糖尿病所致的食欲不振。

massage.42

掐揉人中穴

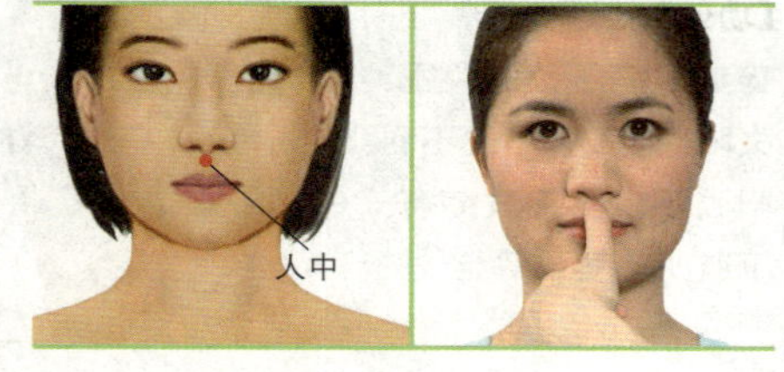

【位置】在人中沟的上1/3处。

【按摩方法】取仰卧位或坐位，用拇指螺纹面按于人中穴半分钟，然后顺时针方向按揉2分钟，以局部有酸胀感为佳。

【功效】糖尿病易出现低血糖晕厥，此时掐揉此穴可改善昏迷、晕厥症状。

massage.43

按揉委中穴

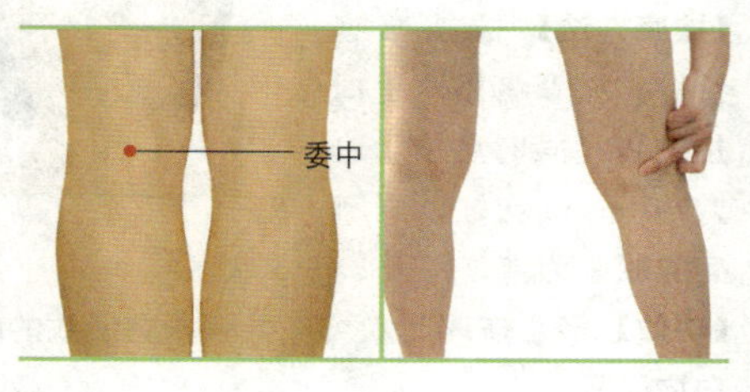

【位置】腿部横纹中央。

【按摩方法】取坐位，用中指或食指按于患侧委中穴（拇指于髌骨外侧或膝眼），由轻渐重地按揉2分钟。

【功效】经常按摩此穴可改善糖尿病所致的腰酸腿痛、下肢肿胀、缓解全身疲劳、膝关节周围疼痛、下肢痿痹等症。

massage.44

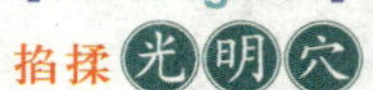

掐揉光明穴

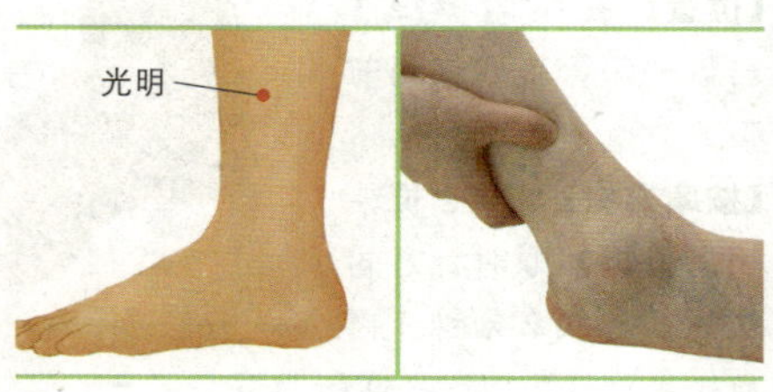

【位置】外踝上5寸，小腿外侧腓骨前缘。

【按摩方法】仰靠将腿伸直，分别置于两侧光明穴处，先掐揉2分钟，再点按半分钟，以局部有酸胀感为度。

【功效】经常按摩此穴可改善糖尿病所致的眼部疾病，如视力下降、模糊、弱视、白内障等症。

massage.45

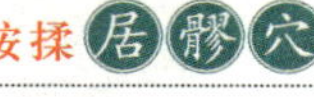

按揉居髎穴

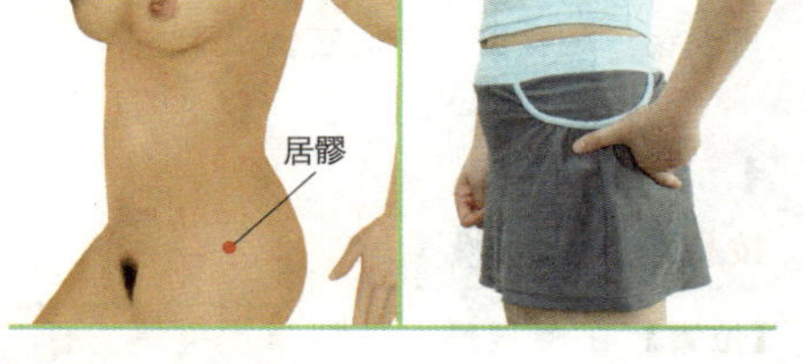

【位置】当髂前上棘与股骨大转子最凸点连线的中点处。

【按摩方法】取坐位，用大拇指指峰用力深推居髎穴，指力逐渐加重，渐渐深透，持续 2 ~ 3 分钟。

【功效】经常按摩此穴可改善糖尿病所致的腰腿痹痛、瘫痪等症。

massage.46

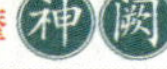
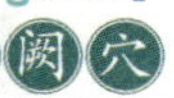

按摩神阙穴

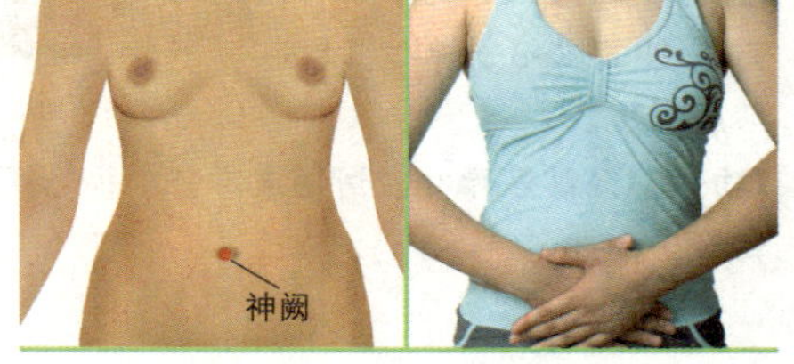

【位置】肚脐中央就是神阙穴。

【按摩方法】以右手掌心置于神阀穴上，以脐为中心，做顺时针方向旋转按摩 2 ~ 3 分钟，手法宜轻柔而缓慢，以腹部有热感为度，在饭后 1 小时施行按摩为佳。

【功效】经常按摩此穴可改善糖尿病所致的不孕、四肢发凉、腹泻或者便秘、小便不禁等症。

massage.47

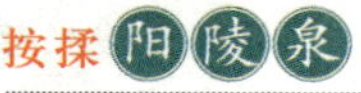

按揉阳陵泉

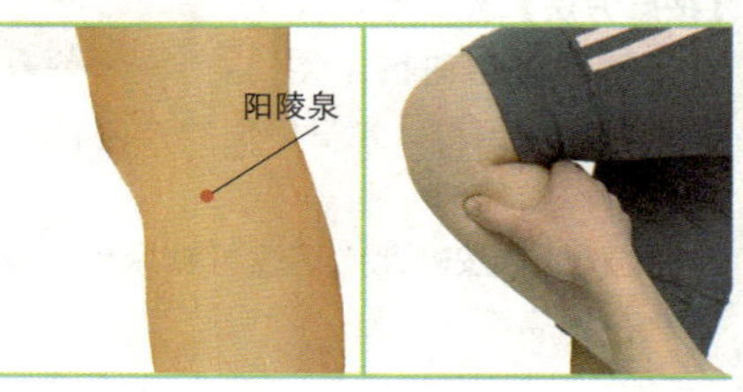

【位置】膝盖斜下方，小腿外侧腓骨小头前下方凹陷中。

【按摩方法】被按摩者仰卧位或侧卧位，按摩者用大拇指顺时针方向按揉阳陵泉穴约 2 分钟，然后逆时针方向按揉约 2 分钟。

【功效】经常按摩此穴可改善糖尿病并发下肢及全身水肿、腰痛、坐骨神经痛、膝关节周围疼痛、膝关节肿胀、脚麻痹抽筋、消化不良、胃溃疡、胆囊炎、高血压、遗尿等。

massage.48

按揉维道穴

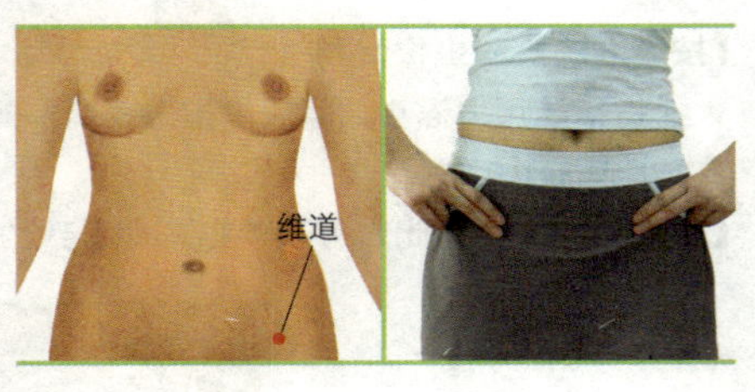

【位置】在侧腰部，当髂前上棘的前下方，五枢穴前下方 1 小横指处。

【按摩方法】用食、中二指按于维道穴，顺时针方向按揉 2~3 分钟，以酸胀为度。

【功效】经常按摩此穴可通调冲任、调理下焦，改善糖尿病并发慢性肾炎、高血压。

massage.49

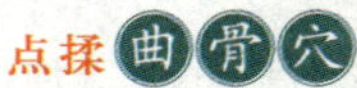

点揉曲骨穴

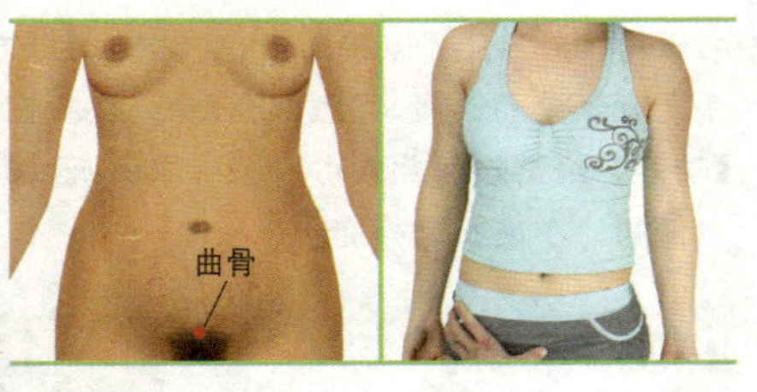

【位置】下腹部，在耻骨联合上缘凹陷处。

【按摩方法】被按摩者仰卧，按摩者用拇指点按曲骨穴约 2 分钟，然后顺时针方向揉按约 2 分钟，以局部有酸胀感为佳。

【功效】经常按摩此穴可改善糖尿病并发不孕不育症、遗尿、尿频、尿急、尿痛等。

massage.50

按揉志室穴

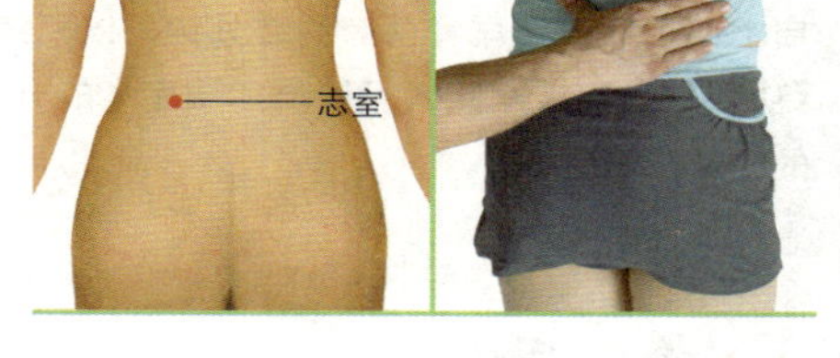

【位置】腰部，第 2 腰椎棘突下旁开 4 指宽处，左右各一穴。

【按摩方法】被按摩者俯卧，按摩者用两手拇指重叠按压志室穴 1 分钟，再顺时针方向按揉 1 分钟，然后逆时针方向按揉 1 分钟，以局部感到酸胀为佳，左右两边交替按摩。

【功效】经常按摩此穴可改善糖尿病并发不孕不育症、腰背酸痛、腰背部冷痛、腰肌劳损、遗精、阳痿、小便不利、水肿等。

massage.51

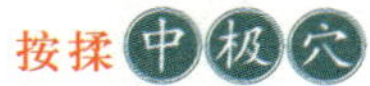

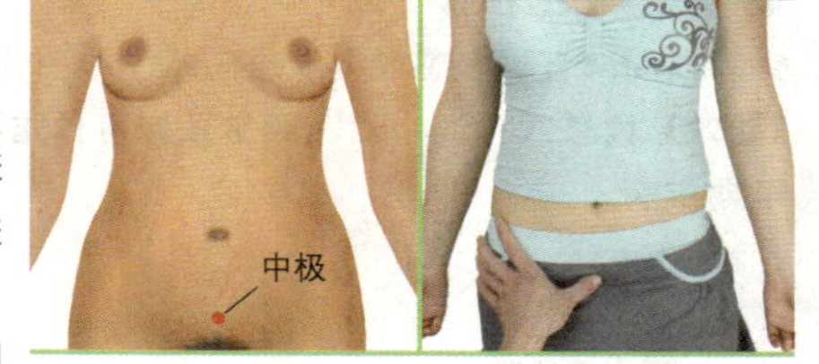

【位置】把肚脐和耻骨联合连线 5 等分，耻骨联合上 1 等分处。

【按摩方法】被按摩者仰卧，按摩者用拇指或中指按压中极穴约 1 分钟，然后顺时针方向按揉 1 分钟，再逆时针按揉 1 分钟，以局部有酸胀感为宜。

【功效】经常按摩此穴可改善糖尿病并发肾病所致的尿潴留。

massage.52

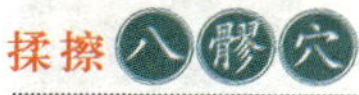

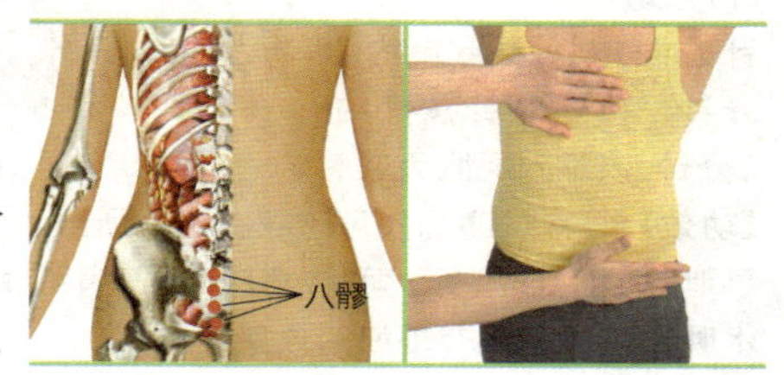

【位置】在骶椎上，分为上、次、中和下，左右共 8 个穴位，分别在第 1、2、3、4 骶后孔中，合称“八髎穴”。

【按摩方法】被按摩者俯卧，按摩者用一手紧贴骶部两侧八髎穴处，自上而下揉擦至尾骨两旁约 2 分钟，以局部按压有酸胀感为宜。

【功效】经常按摩此穴可以增加胰岛素的分泌，加速糖的利用，使糖的吸收降低。

massage.53

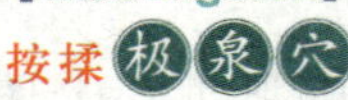

按揉极泉穴

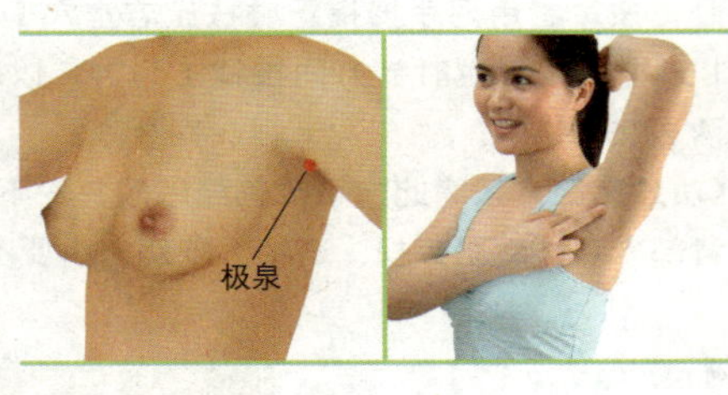

【位置】举臂开腋，在腋窝中间取穴。

【按摩方法】取坐位，上肢略外展，用左手或右手中指螺纹面按于对侧极泉穴，用力按揉 2 分钟，以局部有酸胀感或电麻感向指端放射为佳。

【功效】极泉穴可调心律，经常按摩可预防和改善糖尿病并发心血管早期疾病。

massage.54

按揉大赫穴

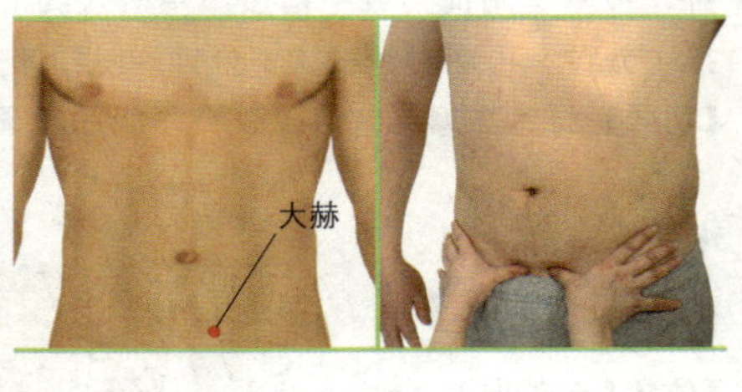

【位置】肚脐直下 4 寸，旁开 1 小指宽处。

【按摩方法】被按摩者仰卧，按摩者用拇指顺时针方向按揉大赫穴约 2 分钟，再逆时针按揉约 2分钟，以感到酸胀为宜。

【功效】经常按摩此穴可改善糖尿病所致的性功能障碍，如性欲减退、早泄、遗精、阳痿等，同时对糖尿病肾病所致的小便不利、遗尿、尿频、水肿、蛋白尿等有很好的效果。

massage.55

按揉命门穴

【位置】腰部，第 2 腰椎棘突下缘的凹陷中。

【按摩方法】被按摩者俯卧，按摩者用大拇指顺时针方向按揉 2 分钟，然后逆时针方向按揉 2 分钟。

【功效】经常按摩此穴可改善糖尿病所致的腰酸腿软、下肢肿胀、全身疲劳、阳痿、滑精、早泄、性欲淡漠、月经不调等症。

massage.56

点按会阳穴

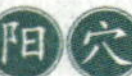

【位置】在尾骨端旁开 1 小指宽处。

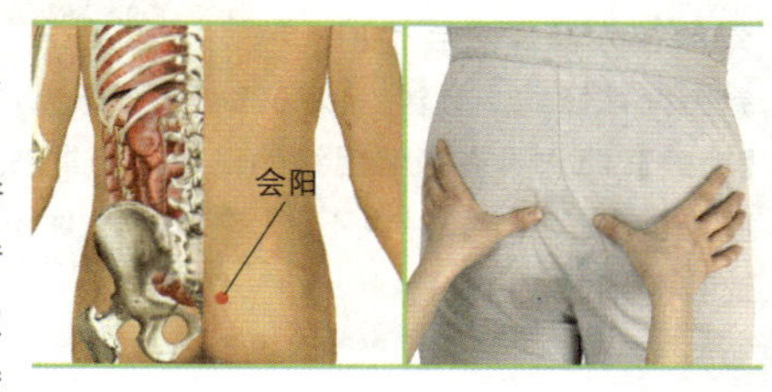

【按摩方法】被按摩者俯卧，双腿分开，按摩者用拇指轻轻点按会阳穴约 2 分钟，以局部有酸胀感为宜。

【功效】经常按摩此穴可改善糖尿病所致的遗尿、小便不利、遗精、性欲淡漠、早泄等症。

massage.57

点按会阴穴

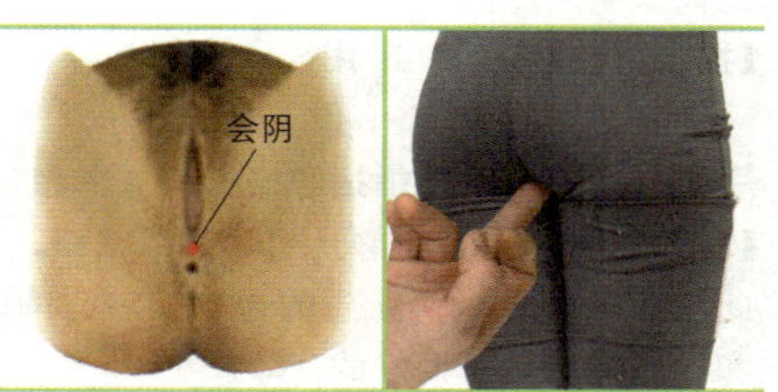

【位置】会阴部，男性在阴囊根部与肛门连线的中点，女性在大阴唇后联合与肛门连线的中点。

【按摩方法】被按摩者仰卧，大腿稍微张开，按摩者用中指顺时针点按会阴穴约 2 分钟，然后逆时针方向点按约 2 分钟。

【功效】经常按摩此穴可改善糖尿病所致的小便不利、遗尿、不孕不育症、性交疼痛、遗精、月经不调、阴痒、阴部汗湿等症。

massage.58

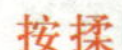
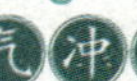
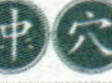
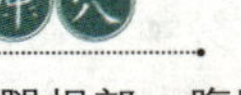

按揉气冲穴

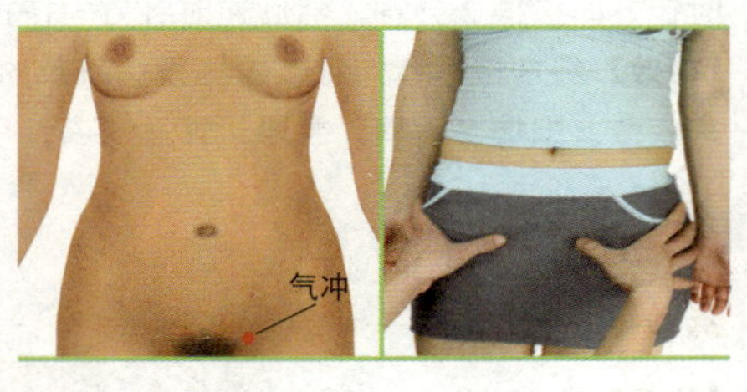

【位置】大腿根部，腹股沟能摸到动脉波动处。

【按摩方法】被按摩者仰卧，按摩者用两手大拇指顺时针方向按揉气冲穴约 2 分钟，然后逆时针方向按揉约 2 分钟，以局部有酸胀感为佳。

【功效】此穴具有通经活络的作用，经常按摩可改善糖尿病所致的膀胱炎、不孕不育、月经不调、带下病、尿不尽、尿频、尿急、遗尿、遗精等症。

massage.59

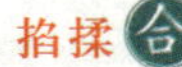
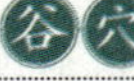
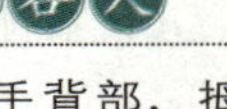

掐揉合谷穴

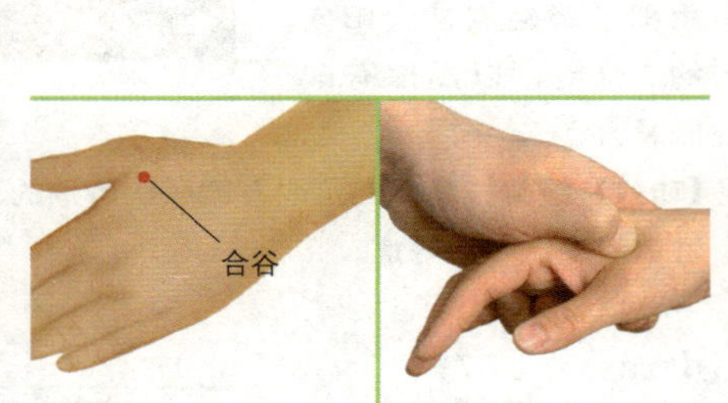

【位置】手背部，拇指与食指的根部交接处，肌肉最高点。

【按摩方法】按摩者用一手拖住被按摩者一手手掌，用另一手拇指指腹掐揉被按摩者合谷穴 30 次。

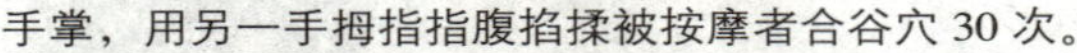

【功效】合谷穴有镇静止痛，通经活络，清热解表的作用。经常按摩此穴可改善糖尿病所致的血管病变，同时对糖尿病所致的下肢瘀阻和糖尿病足具有很好的疗效。

massage.60

按揉滑肉门

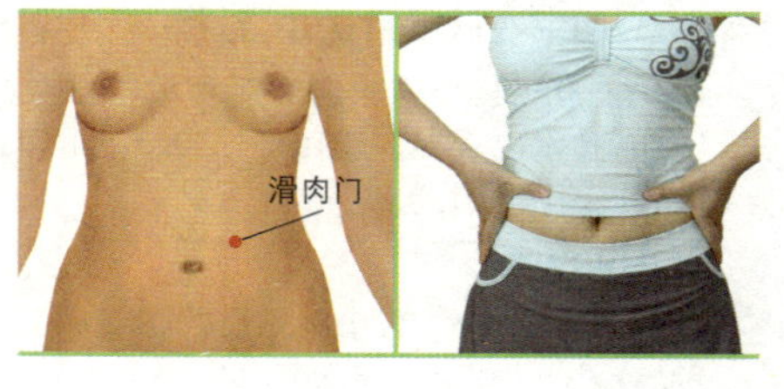

【位置】肚脐上 1 大拇指宽，再往两旁约 3 横指宽处。

【按摩方法】取坐位或仰卧位，用双手拇指或中指按压两侧滑肉门穴半分钟，再顺时针方向按揉 2 分钟，以局部感到酸胀并向整个腹部放散为好。

【功效】经常按摩此穴对因肥胖所致的糖尿病具有很好的效果。

massage.61

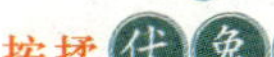

按揉伏兔穴

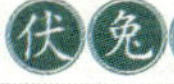
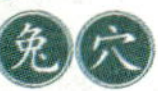

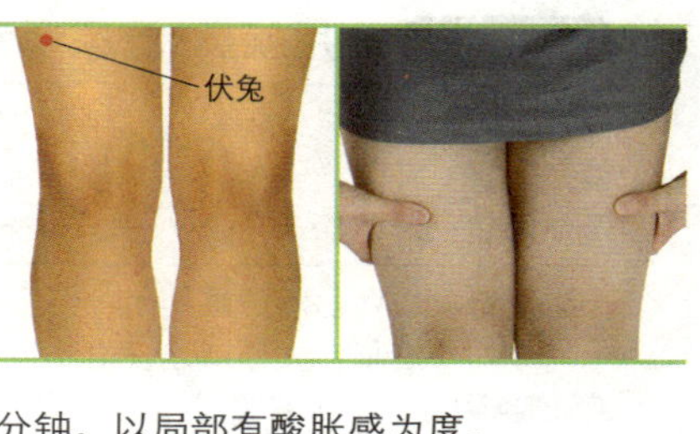

【位置】在髌骨外上缘上 8 横指处。

【按摩方法】取坐位，将双手拇指指腹分别放在两侧伏兔穴上，用力按揉 2 分钟，以局部有酸胀感为度。

【功效】经常按摩此穴可改善糖尿病所致的下肢痿痹、腰痛等症。

massage.62

掌揉膻中穴

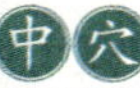

【位置】在胸部正中线上，两乳头连线与胸骨中线的交点。

【按摩方法】以左手大鱼际或掌根贴于穴位，逆时针方向揉 30 ~ 40 次；再换右手顺时针方向揉 30 ~ 40 次，以胀麻感向胸部放散为佳。

【功效】经常按摩此穴可改善糖尿病并发心脏病变，如冠心病、心肌炎等。

图书在版编目(CIP)数据

一用就灵 糖尿病对症食疗与按摩/孙呈祥编著.—太原：山西科学技术出版社，2015.5（2025.2重印）

(国医养生堂)

ISBN 978-7-5377-5072-1

Ⅰ.①一… Ⅱ.①孙… Ⅲ.①糖尿病－食物疗法②糖尿病－按摩疗法（中医） Ⅳ.①R24

中国版本图书馆CIP数据核字（2015）第071131号

国医养生堂 一用就灵 糖尿病对症食疗与按摩

出 版 人：阎文凯　　**文图编辑**：冷寒风
编　　著：孙呈祥　　**装帧设计**：阮剑锋
责任编辑：薄九深　　**美术编辑**：王道琴

出版发行：山西出版传媒集团·山西科学技术出版社
地址：太原市建设南路21号　邮编：030012
编辑部电话：0351-4922072
发行电话：0351-4922121
经　　销：各地新华书店
印　　刷：文畅阁印刷有限公司

开　　本：889毫米×1194毫米　1/32
印　　张：3
字　　数：80千字
版　　次：2015年5月第1版
印　　次：2025年2月第2次印刷
书　　号：ISBN 978-7-5377-5072-1
定　　价：12.00元